# こころの痛みに寄り添う コミュニケーション

## エッセンス 編

吉川 眞 編著

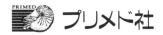

プリメド社

# 序文

　私は、かつて、プリメド社から 3 冊の本を出しており、その 3 冊目が『こころの痛みへの気づき：患者への共感的理解のために』というタイトルのものでした。

　本書は、その共感的理解から一歩、歩を進め、いかに寄り添い、如何にコミュニケーションを取ることがこころに痛みを抱える方たちに寄り添うことになるのかにフォーカスを当て、そのために必要不可欠なエッセンスをまとめたものです。

　実は、私が医療機関で臨床に携わっていたときの 2001 年、とある大学の非常勤講師としての講義を終えて最寄り駅に向かって走っていたスクールバスの横を、豊中方面に向かってパトロールカーが次々と追い越していきました。

　「何かあったのかねえ」とあまり気にも留めることなく最寄り駅で降車し、通常の勤務に戻りましたが、その夜のニュースで、大阪教育大学附属池田小学校の構内に刃物を持った男が侵入し、次々と児童、教員を襲い、殺傷したことを知りました。

　もちろん、大学の教員の皆さんなどが、その事件によりこころと体に傷を負われた児童や教員、また亡くなられた児童の保護者の方たちに対するこころのケアを一刻も早く行うということで、行動に移されたようです。

　ところが、保護者の方たちの口をついて出てきた言葉は「気持ちの整理もついていない段階で感情を口にさせようとするのは、こころの傷に土足で踏み込むようなものだから、しばらくはそっとしておいて欲しい」といった内容のものであり、怒りを含んだものだったということを耳にしました。

　実は、私も同様の苦い経験をしたことがあります。

　それは、1995 年に発生した阪神淡路大震災で被災された方たちへのこころのケアに携わったときのことでした。このときの経験から学ばせていただいたことは、"確かに一刻も早いこころのケアは必要だけれども、その必要とする時期、また、関わらせていただくのに適切な時機は人それぞれだ"ということでした。また、"ケアを提供する側の一方的な思いでクライエントにケアを押しつけようとすることは、むしろ関係を悪化させてしまう"こと、その結果、"ケアを受け容れる準備体ができたにも関わらずケアを提供する側に声をかけづらくなって時機を逸し、いっそうこころの傷を大きくしたり、引きずることになる"ということでした。

　「得てして、専門職面している奴ほど、こころの痛みに盲目になってしまっているもんや」と面と向かって言われ、すごく落ち込みはしましたが、だからこそ、その後の被災された方たちのみならずすべてのこころに痛みを抱える方たちへの関わり方にコペルニクス的転換を図ることができたように思います。

　しかし、この考えが実に傲慢であったことが、2011 年に発生しました東日本大震災で被災された方たちへの支援活動の折に思い知らされたのでした。福島、宮城の仮設住宅に足を運んで、こころの痛みに寄り添おうと考えましたが、遠距離支援になるということ以上に、言葉のやり取りがどうもしっくりいかず、双方の理解に微妙なニアミスを生じてしまうことがわかりました。そのため、その土地で長く暮らしておられ、方言、その土地の言葉を日ごろから駆使されている、聴きなれている、また、その土地、地方の文化や考え方が身に沁み込んでいる方の"通訳"が必要だったのです。

もっとも、東日本大震災においては、仮設住宅へ移住する時点で、それまでその方が暮らしてこられたコミュニティとは違ったコミュニティを新たに形成することになります。そのため、被災者同士であっても、微妙なニアミスが生じていたようですので、遠く離れた地から来た人間、しかも、点の関わりしかできないような人間には、やはり、こころのケアは限界があることを痛感しました。とは言え、その経験があったことが、本書の内容に活かされていることは紛れもない事実です。

　子どもに限らず、本人にとって大きな傷を負ってしまったとき、あるいは、たとえかすり傷であったとしても、それが積み重なっていくと大きな傷になってしまいます。
　残念ながら、私のように多くの失敗を繰り返しながらも、失敗した理由と、では何をどうすれば良いかを具体的に考えつつ試行錯誤を繰り返していくことが、相手の方に寄り添えるようになるコツでもあり、王道なのですが、その間、本当にたくさんの方にご迷惑をおかけしてしまったことを考えると、申し訳なさで一杯になります。しかし、こころの痛みを抱える方に寄り添わせていただき、その方たちからたくさんのことを学ばせていただく謙虚な姿勢をもつことができれば、確実に、読者のみなさんも成長させていただけることと思います。

　失敗は失敗と素直にみとめ、謝りつつ、少しでもこころに痛みを抱える方に寄り添える人になろう、あるいは寄り添えるかどうかはわからないが一所懸命に寄り添うようにこころがけてみようと思われる方が一人でも多く出てきてくださることを願っています。

　　　2023 年 7 月

編著者

吉川　眞

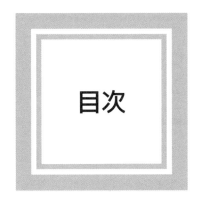

# 目次

**Key words** 会話／対話／価値観／相互理解／固定観念／意識の三層構造／必須スキル／言語コミュニケーション／非言語コミュニケーション／対話の３つのメリット／対話をする際の留意点／外在化／ミス・コミュニケーション

## ■対話とは何か　会話との違い

### 1.対話は２人で向かい合って話すこと

　対話とは、相手と向かい合い、２人で話すことです。自分の考えをきちんと伝えたうえで、相手が話す内容の意味も追求しながら話すことを指します。

　対話で重要なポイントは、お互いに共通する状況の「意味」を共有することです。意味が共有化できると協調的な行動につながり易くなり、理由に納得していなくても効果的な行動をとれるようになります。

　自分の考えや価値観を押し付けるために話すことは、対話ではありません。お互いが話す内容の理解に努めながら思考の流れにも気を配り、最終的な相互理解を目指して行われるものが対話です。

### 2.対話と会話との違い

　お互いに対話を行う意識があれば、会話での意味のズレは解消されるでしょう。

　２人で向かい合って話し合う対話と異なり、相手が一人とは限らない状況で話すことが会話です。会話は相互理解を目的としないため、基本的には浅く広い話し方になります。会話をする人たちが持つ「共通した状況の意味」の違いを追求する必要もありません。

　しかし、それぞれが異なる意味を持って話を進めれば、会話はかみ合わなくなります。会話で相手に話が伝わらないときや相手の話が理解できないときには、違いを確認するための“対話”が必要です。

　つまり、対話とは、互いの立場や意見の違いを理解し、そのズレを擦り合わせることを目的に行うものです。会話も対話も２人もしくは少数で話し合うことですが、会話には明確な目的やゴールがありません。それに対し、対話では何かしらのテーマに基づいてそれぞれの意見を述べ合います。

　例えば、職場において上司と部下との関係が悪くなったきっかけは、上司が部下に「挨拶をしろ」と叱ったことでした。上司は「挨拶は社会のルールであり、挨拶ができなければ社会人として恥ずかしい」との価値観に基づいての発言です。そしてその深層に、「他社に出向いたときに失礼な人間と思われたらかわいそうだ」との感情があるのですが、上司自身もそれには気がついていません。それに対して部下は、「ちょっと挨拶しなかっただけで、あんな言い方はひどい。上司は私を嫌っているに違いない」と感じてしまったのです。その結果、部下はこれまでにも増して挨拶することを拒み、二人の関係はこじれてしまったのです。

　このように、言葉を交わしていてもその意味を共有できていないために、認識がすれ違ってしまい、コミュニケーションに問題が生じてしまう場面は決して少なくありません。このようなときには、「対話」が有効です。部下と対話をすることで、上司は「挨拶は社会のルール」といった固定観念があっ

たことに気がつきます。そしてそれが自分にとっては正論であったとしても、人に押しつけるべきことではないのでは、とも考えるでしょう。そして「挨拶しなければ、失礼な人間だと思われてあなたが損をするのではないかと心配だ」と自分の本心を部下に伝えることで、部下は「上司が自分を嫌っている」との考えが自分の勝手な思い込みであったこと、そして自分に対する思いやりであったことに気がつくでしょう。

## 3.対話は効果的なコミュニケーション手法

　対話の場では、通常の会話とは違い、自分の行動や発言の根源にある感情や考え方、価値観などについて掘り下げて語ります。つまり、対話は、ふだんの生活では自分でもあまり意識することのないものを言語化し、相手の言葉と同じ土俵の上に並べ、客観的に見てみること、つまり外在化することを意味します。

　どちらが正しいとか正しくないといったように、理論・理屈で片付けようとすると角が立つような問題を取り扱うときや、あちらを立てればこちらが立たないといったような利害関係の袋小路にはまってしまった際に、対話は効果的なコミュニケーション手法なのです。

### ■対話の重要性

　対話の機会を増やすことで相互理解が深まり、寄り添おうとする者とこころに痛みを抱える人との間のコミュニケーションの活発化が期待できます。

　以下、全編を通じて

・寄り添おうとする者　→　援助者
・こころに痛みを抱える人　→　クライエント

と記します。

#### ●自分の考えを深めてくれる

　自分の考えを変えたり深めたりできることも、対話が重要な理由の一つです。

　こころの痛みに寄り添おうとしても、援助者あるいはクライエントが自分の主張や価値観に拘り過ぎるのであれば、主張や価値観の押し付け合いに終始してしまう可能性があります。

　対話を行うなかで考えや理解が変わったり深まったりすることで信頼関係が生まれ、援助者とクライエントとの協調性も高められます。

　対話を行う際は、対等な意識で接することが重要です。援助者であるという意識やクライエントであるという意識が強過ぎると、お互いに理解が深まることはなく、考えも変わることはないでしょう。

#### ●相手の価値観・考え方などを理解できる

　援助者とクライエントとの間において対話を行い、まずはクライエントの価値観や考え方を知ることが重要です。しかし、援助者とクライエントとの間で会話のみが行われている状況では、価値観の共有はできません。

　対話によりクライエントの価値観などを理解し、援助者とクライエント自身のそれぞれが有している考え方の着地点を、一緒に探す作業が必要です。例えば、援助者にとっては些細なことでも、クライエントにとっては非常に重要なことであったり、深刻にとらえていることかもしれません。

　援助者が自己覚知をするとともに、クライエントが有する価値観などを理解することができれば、

問題の軽減・解決の着地点を見出しやすくなると思います。

## ■対話が必要な理由

### ●それぞれの置かれた立場が違うため

　人はそれぞれ置かれた立場が違い、無意識にその立場から人や物事を見て発言しているものです。

　例えば上司は上司であるがゆえに、部下に対してはどうしても「指導しよう」という意識が働きます。対話をすれば、相手の立場に沿ったものの見方をするきっかけになります。

### ●それぞれが持つ感情や欲求が違うため

　同じ事柄に対しても、人はそれぞれ持つ感情、欲求やとらえ方は異なります。例えば仕事でミスして上司に叱られたときでも、ふだんから上司を苦手と感じていれば「あんな言い方はひどい」と思いますし、信頼を寄せていれば「励ましてもらった」ととらえるでしょう。

　上司は、その立場もあってでしょうか、自らの言動に対して相手がどう感じるかを想像することもコントロールすることもできがたいようです。しかし、相手にとってプラスの影響を与えるつもりであるなら、まずは相手を理解したうえで相手に合った言動をすることが大切ですし、相手を理解するためには対話することが不可欠なのです。

### ●これまでの習慣や文化の違いがあるため

　物事に対する受け止め方は、これまで育ってきたなかで身に付いた習慣や、文化の違いも大きく影響します。

　欧米ではディベートや議論、対話を積極的に取り入れる文化がありますが、これは多民族国家であるため人種の多様性が高く、「異なる背景、異なる価値観を持っているのは当然」という前提があるためです。

　一方、とくに太平洋戦争後において、日本の職場では人材の同一性が高く、「背中を見て学ぶ」、「察して動く」などといったハイコンテクスト（言葉以外の表現に頼るコミュニケーション方法）な文化が形成されてきました。

　しかし現代では、雇用形態の多様化、共働き世帯の増加や企業のグローバル化が進み、欧米諸国と同様に人材の多様性が高まってきています。多様性の時代においてはこれまでの習慣が通用しない場面が増えていくため、お互いの育ってきた文化や身につけている価値観の違いを理解するために、対話の必要性も必然的に高まってきているのです。

### ●個人の意識は常に変化するため

　個人の意識は本人にも自覚されていない部分が多く、知らず知らずのうちに変化しています。しかも、自分自身ですらつかめていない無意識の世界に抑圧したものを他人が把握することはできません。

　ちなみに S.フロイトは、意識を「意識、前意識、無意識」の三層構造だととらえ、思い出そうとして意識下に呼び戻すことができる記憶が収められているところを前意識、決して思い出さないように抑圧してしまった記憶が収められているところを無意識としています。このように抑圧してしまった記憶は"夢"の中で形を変えて表出される（ネガティブなエネルギーを人畜無害の形で発散する）だけですので、他人が把握できないことは当然ですし、自分自身も精神分析や催眠療法などの専門家との関りによってしか把握することはできません。

　ただ、対話をすることで、相手を理解すると同時に、前意識にある自分の価値観や考えに気がつくことはできます。

> **MEMO**　「対話」と「コミュニケーション」の違い
>
> 　わかりやすく簡潔にまとめると次のようになります。
>
> 　「対話」には「向かい合って話し合うこと」という意味があります。その一方で、「コミュニケーション」は「社会で暮らす人が互いに意思や感情、また考えを伝え合うこと」という意味もあります。「コミュニケーションを取る」という場合は、飲み会を開いたり、一緒にキャンプに行ったり、自己紹介をしたり面談をしたりと、さまざまな方法で互いの意思や感情、思考を伝え合うことを示唆します。一方で「対話をする」という場合は、「向かい合って話すこと」を指します。
>
> 　このように、「コミュニケーション」という言葉の意味には「対話」も含まれていると考えることができます。

## ■コミュニケーションについて

## 1.コミュニケーションとは何か

　コミュニケーションとは、お互いの考えや気持ち、価値観を伝える行為をいいます。コミュニケーションを取る相手は、親族間、友人・知人、職場、取引先など比較的親しい間柄の相手の他、買い物や外出時に出会うショップの従業員と少し話したというようなやり取りもコミュニケーションの一つになります。もちろん、相手によってコミュニケーションの重要性には差があると思います。

　コミュニケーションは、言葉だけではなく身振り、手振りといった動きを加えて自分の考えを相手に伝えたり、相手から伝えられたりすることで成り立ちます。お互いを理解し合うために必要なことだと言えます。

　そこで、コミュニケーションについて理解を深めるうえで大切なポイントを3つ、紹介します。

### ●ポイント1　コミュニケーションは2種類ある

　コミュニケーションには、
・言葉によるコミュニケーション
・非言語コミュニケーション
の2種類があります。

　非言語コミュニケーションとは、言葉以外（非言語サイン）で取るコミュニケーションのことです。他者とコミュニケーションを図るうえで、態度や姿勢、表情や顔色、声のトーン、話す速さ、身振り手振り、視線といった非言語サインは、言葉以上に大きな役割を果たします。例えば、「ありがとう」と言う場合、声のトーンや表情、その言い方、相手に対する視線など、この「ありがとう」には、言葉だけではなく必ず非言語サインが伴うのです。

　非言語サインによっては、同じ言葉でも全く異なる感情を意味することになります。どれほど優しい言葉であってもその言葉にふさわしい非言語サインが伴っていなければ、相手にはこちらの気持ちや思いはうまく伝わりません。言葉は大切だということは、今さら言うことではありませんが、非言語サインも非常に大切です。

　こうした非言語サインを、私たちは無意識に、ときに意識的に使い分けています。だからこそ、私

9

たちはただ言葉のままの情報を受け取るのではなく、相手の非言語サインを読み取り、言葉の背景を考えなくてなりません（なお、非言語サインについては、第4章参照）。

## ●ポイント2　情報伝達とコミュニケーションは異なる

　企業内で、情報伝達がお互いにしっかりできていると、「コミュニケーションが取れている状態だ」といわれることがありますが、これは誤りです。これはコミュニケーションではなくて、あくまで情報伝達なのです。

　"情報伝達"と"コミュニケーション"は異なります。情報は、論理的で、誰もがその言葉どおりに受け取れるもので、そこに感情は発生しません。

**Example**

　教員からの指示でAさんは急いで発表資料をまとめたものの、当日のゼミで使われなかったとします。「この内容は今日の話し合いの流れから外れていたので、君の資料は使わなかった」という情報だけを伝えられたとき、Aさんはどのように感じるでしょうか？「急いでまとめた自分の頑張りが報われなかった」、「本当に急ぐ必要があったのか？」と、モヤモヤすると思います。

　一方、その教員から、「この内容は今日の話し合いの流れから外れていたので、君の資料は使わなかった。急いでまとめてくれたのに申し訳なかったね。次回のゼミでは必ず取り上げるから、その時に使わせてもらうよ」と言われたとすればどうでしょうか？

　Aさんの取り組みが報われなかったことに変わりはありませんが、教員の態度から「頑張ってくれたのに申し訳ない」という感情が伝わることで、恐らくAさんの気持ちはモヤモヤすることはないのではないでしょうか？

　非言語サインのところでも述べましたように、非言語サインは必ず"態度"として現れます。このケースの場合、単なる情報伝達ではなく教員の感情が伝わることで教員とAさんのなかでコミュニケーションが成立し、「この内容は今日の話し合いの流れから外れていたので、君の資料は使わなかった」という情報をAさんは受け止めることができるのです。つまり、相手との"コミュニケーション"が成立してこそ、相手に"情報"が伝わるのです。

## ●ポイント3　コミュニケーションは受け取る側の反応によって決まる

　コミュニケーションは、「受け取る側」によって成立します。つまり、何を伝えたかではなく、「どのように伝わったのか」が大切なのです。

　「伝える」と「伝わる」の違いを理解してください。「あなたが伝えた＝相手に伝わった」ではありませんし、「あなたが想像したもの＝相手が想像したもの」ではありません。「言葉が伝わった＝内容が伝わった」ではないのです。

　「伝える」は、発信する側の考えや報告を一方的に相手に受け渡す行為であり、あくまでも主体は"発信者"です。相手の理解や承諾、反応を受け取ることなどは前提としていないのです。

　それに対し「伝わる」は、発信する側の発した内容が正確に相手に通じている状態のことです。主体になるのは"相手"です。発信する側の投げかけから相手の行動や理解・感情が喚起され、相手に気づきを与え、次のアクションへと促すことになります。

　また、同じ単語や言葉に対しても、各人が理解している意味やそこに含まれる価値観や前提は異なります。

10

**Example**

　駅から最寄りの郵便局までの地図を渡すとすれば、あなたはどのような地図を準備するでしょうか？

　・目印となるような大きな建物と道だけの簡単な地図？

　・どこに何があるのかまでこと細かく描きこまれた地図？

　人によって頭の中に描く地図は異なります。北を上にして描かれていないと理解し難い人もいるかもしれませんし、また、縮尺や徒歩何分などが書かれていないと不安になる人もいるかもしれません。

　あるいはまた、初めて駅に来る人にとっては、改札出口の前で待ち合わせをしたとしても、どの改札出口なのかを具体的に書いてもらわないと出会うことはもちろん、駅から出ることさえもできないかもしれません。

　このように、価値観や前提によって、認識のズレを生み出してしまいます。とても厄介なことですが、「言葉が伝わった＝内容が伝わった」ではないということを肝に銘じて置くことは重要なことなのです。

　しかも私たちは、相手が話した言葉や文章を、無意識的に自分の経験に置き換えて理解してしまいます。例えば、「近くに買い物に行ってくるから、戻ったらすぐに電話するよ」と言われたら、どのぐらいで電話がかかってくると思うでしょうか？

　相手が話していた「近くに買い物」とは、家の隣のコンビニかも、あるいは歩いて20分ほどの距離にある駅前の商店街かもしれませんし、最寄り駅から4駅先の中心部にあるデパートかもしれません。買い物時間も30分？　1時間？　3時間なのかはわかりません。それにもかかわらず相手の話から自分の尺度に置き換えて、電話が来る時間を一人合点で想像しないでしょうか。

### ●3つのポイントのまとめ

　これらのことを踏まえたうえでまとめると、

　・「コミュニケーション」とは、認知や価値観などの前提のズレを考慮したうえで、相手に合った表現方法によってこちらの思いや考えを伝え受け取ってもらうこと

　・「コミュニケーション能力」とは、相手にこちらの思いや考えを伝えて気づかせたり、どうしたらよいか自己決定してもらったりして次のステップへと相手の変化を促すチカラ

　つまり、「コミュニケーション能力」とは、相手を"自己実現"へと導くチカラともいえます。

## 2.ミス・コミュニケーションの原因とは？

　対人関係におけるトラブルの90％以上は、コミュニケーションのミスによって起こります。

　このように、ミス・コミュニケーションが起こる原因は、相手との間で交わされる文言に対する認識・理解に違いが生じることにあります。つまり、発信する側と受け取る側との間で文言に対する認識・理解にズレが生じるため、受け取る側に発信する側の意図が正しく伝わらないのです。

　たとえ同じ単語や言葉を使っていたとしても、私たちが理解する意味やそこに含まれる価値の置き方は人によって異なります。また、私たちは、相手が話した言葉や文章を無意識的に自分の経験に置き換えて理解してしまいます。今、ここで取り上げている「コミュニケーション」という言葉自体もそうです。人それぞれにとらえ方、認識の仕方が異なると思います。

仕事で悩むＡさんが職場の先輩のＢさんから、「もっと周りとコミュニケーションを取ったほうがよいのでは？」と言われたとします。この言葉だけだとすれば、Ｂさんは、職場でのコミュニケーションについて具体的にＡさんに伝わるようには話しておらず、「具体的にどうすればよいかは自分で考えろ」と言っているようなものです。これでは、Ｂさん自身もＡさんとはコミュニケーションがとれていないという悲しい状態になってしまいます。

　先輩Ｂさんのアドバイスは、「具体的にどうすれば良いかは、俺の言葉から推測して考えろ」ではなかったはずなのです。どちらかというとその逆で、「その場の空気を読み、自分一人の判断だけで進めるのではなく、周りの人としっかりと意思疎通を図りつつ、お互いの進捗を気にしたり、ふだんから雑談もしてみたりしてはどうだろうか？」というものだったかもしれません。一方のＡさんは、自らの解釈で、「もっと情報収集しろ」と言われたと思ったかもしれません。あるいは、「周りをよく見ろ」と言われたと思ったかもしれませんし、「周りと話をして、良い雰囲気で仕事をしたほうがいい」ととらえたかもしれません。

　このように、「コミュニケーション」という単語に限らず、私たちが、ふだん当たり前に使っている言葉・単語であっても、その意味のとらえ方の質感は個人によって異なります。

　本来、この場合で必要なことは、以下のどちらかです。

・Ａさんにとって必要だと思う「コミュニケーションの取り方」について、Ｂさんが具体的な言葉で伝える

・ＡさんがｌＢさんに、「具体的にはどのようなコミュニケーションを取ればよいか」について尋ねる

　このように、色々な解釈ができそうな文言については、そのつど、とらえ方が一致しているかどうかを確認することにより、相手との認識・理解を揃える必要があります。

## 3.コミュニケーションによって得られる３つのメリット

　コミュニケーションは、仕事やプライベートで人との関係を築く際に重要視されますが、それは、コミュニケーションを取ることにより、つぎに挙げる３つのメリットを得ることができるからです。

### ●メリット１　お互いに理解を深めることができる

　コミュニケーションを取ることで、自分の感情をスムーズに相手に伝えることができます。とくに感情ははっきりと口にしなければ理解されないことの方が多いため、相手としっかりとコミュニケーションを取ることが大切です。また、コミュニケーションを取ることによって、相手の価値観を正しく理解することにもつながるでしょうし、感情や価値観のズレを埋めることができるためトラブルを防止することにもつながります。

### ●メリット２　信頼関係の構築につながる

　上述したように、相手としっかりとコミュニケーションを取れば、お互いの感情を理解することができます。お互いの感情がわかれば相手の人間性もわかるため、「この状況であればこのようなコメントが適切かも」と予想できるようになります。また、相手の反応を予想することができれば、感情に振り回されることなく同じ時間を過ごすことができます。つまり、積極的なコミュニケーションは信頼関係の構築にもつながるのです。

● メリット3　生産性の向上

　コミュニケーションとは何かを理解すれば、人間関係が良好になるだけではなく、家庭でも仕事で
もメリットが得られます。例えば、職場の同僚とコミュニケーションを取ることで、作業効率を上げ
ることができます。作業効率が上がると無理なく業務量を増やせるため、仕事の成果も高まることが
期待できます。また、お互いの目標やスキルを共有できれば業務を分担しやすくなり、業務の生産性
が向上するはずです。

# 4.コミュニケーションを上達させるテクニックとは？

● テクニック1　相手の話をよく"聴く"（聞くではありません）

　コミュニケーションを取る際に重要なポイントは、まず相手の考えや感情に五感を集中させること
です。とくに、自分の感情や意見だけを伝えるのではなく、相手の話にしっかりと耳を傾ける（聴く）
ことが大切です。相手の考えていること、感じたことに興味を示して、相手のすべてを尊重しましょ
う。コミュニケーションを取る場面で相手が満足感を得られるのは、「話したいことを伝えることが
できたとき」ですので、相手の満足感を重要視し、「この人と話せて良かった」と感じてもらうため
に、相手の話を最後までしっかり聴くことが大切です。

　また、相手が話をしているのを遮って話に割り込まないように注意しましょう。相手が話をしてい
るにも関わらず話の腰を折ると、相手が伝えたいことを途中までしか伝えられないまま終わってしま
います。つまり、不全感が残ってしまうことになります。

　ところが、"聴く"という行為自体は簡単そうで、実は非常に難しく、骨の折れる行為なのです。
ご存じのとおり、漢字は中国からはいってきたものですが、聴くという文字の繁体字（日本での旧字
体）は［聽］と書きます。この文字を分解すれば、聴くことが難しく、どれほど骨の折れる行為であ
るかが理解できるのです。ということで分解してみると、以下のようになります。

「大きな耳を持った王様が、一語たりとも聞き逃さないように次々と浮かんでくる十四の雑念を封じ
込め、こころを一つにすること」

それが"聴く"ことなのだということです。これを筆者なりのストーリーにしてみると

　　ある国の王様が「この国を良い国にするための意見があるものは貴賤を問わず言いに来るように」
　　とお札を立てさせたところ、次々と王様のところにやってきたのです。最初は王様も一人ひとり
　　の意見にしっかりと耳を傾けてはいましたが、疲れてきますしお腹も減ってきます。加えて、建
　　設的でない意見、具体性のない意見、全く個人的な願いを話してくるため、聞いているうちに次々
　　と色々な雑念が浮かんでくるようになり話を聞くことに集中することができなくなってきたの
　　です。このような雑念を取り払って、一心に話に耳を傾けるべきで、それに向かって取り組むこ
　　とが"聴く"という行為なのだと気づいた

という流れになると思います。

　このように雑念が浮かんでくるのは至極当然のことで自然なことなのですが、"聴く"という行為
をする以上は、雑念が浮かばないように、たとえ雑念が浮かんできたとしても"聴く"ことにエネル
ギーを引き戻すことができてこそ、"聴く"行為が成り立つのです。

　しかし、長時間にわたり、しかも自分にとって興味関心が薄いような話や事柄に対して集中し続け
ることは極めて難しいことなのです。それは、雑念が浮かんでくるのは自然なことだからですが、"聴
く"ことに取り組もうとする以上は、雑念が浮かべば聴くことに注意を引き戻すんだという強い覚悟
が必要になってきます。

しかしながら、相手の話を理解しながら、また、しっかりとそれに反応しながら、さらには記憶しながら"聴く"のですから、どれほど"聴く"ことが難しい行為であるかは、これを読まれている皆さんであれば、おわかりいただけるでしょうし、それだからこそ、腹をくくって"聴"こうとしてくださると思います。

●テクニック2　相手に合わせて話す

　相手の声のトーンや話すスピード、声の大きさ、動きに合わせて話すことが大切です。「相性が良さそう」、「何となく気が合いそう」と思う相手に対して人は信頼したり安心感を抱いたりするため、言動を相手に合わせることによって良い印象を持ってもらえます。コミュニケーションを取る際には、こちらに対して相手が持つ印象が非常に重要であり、良い印象を与えることで再度コミュニケーションを取りたいと思ってもらえ、お互いの理解を深めることにつながります。

　コミュニケーションを取る際には相手の非言語サインを見逃さないように全身を視野に入れながら観察しつつ、相手の目の辺りを見ながら（目を合わせてしまうと、きつく感じられる可能性があります）対応するようにします。そうすることにより相手にとっては"聴いてもらえている"という実感を持つことができるため、話したいことを自然に話すことができるようになるのです。

●テクニック3　まずは相手の言うことを受け容れる

　人とコミュニケーションを取っていると、相手の考えていることと自分の考えが合わないことがあります。そのような場合、すぐに否定するのではなく、まずは相手の考えを受け容れることが重要です。受け入れるというのは、認めるということではなく、理解するという意味にとらえてください。相手の考えに賛同できない部分があれば「そういう考え方もありますね」と受け容れたうえで、「ただ、自分としてはこう考えます」と自分としての意見を述べましょう。

　すぐに否定すると相手が感情的になったりコミュニケーションを取ることを止めたりするため、関係を築くことができなくなる可能性が高まります。相手の話すことを否定する前に受け入れるというワンステップを加え、自分の意見を押し付けるのではなく、「対話をする」ということを意識しましょう。

## 5.良いコミュニケーションとは？

　良いコミュニケーションとは、相手と同じ目線に立って物事を見ることです。自分が正しいと思っていることを伝えるだけでは、コミュニケーションはうまくいきません。「自分の常識が相手にとっての常識とは限らない」という認識が、話がかみ合わなくなるのを防ぐとともに、理解にズレが生じることを防ぐうえで重要となります。

　ちなみに、コミュニケーションをキャッチボールにたとえることがあります。キャッチボールをするときには、相手にボールを受け取ってもらいやすいようにボールを上手に投げることが大切です。このテクニックをもって"良いコミュニケーションをとるためのテクニック"としがちです。

　もちろん、上手に投げることも大切なことです。しかし、上手に投げるだけではなく、相手の準備、立場や能力などのさまざまな要素を考慮に入れた次のようなキャッチボールがふさわしいのかもしれません。

　①相手の気持ちを思いやる（うまく受けることができるか不安？　自信がある？）

　②相手の状態を把握する（初心者か経験者か、キャッチボールをする準備ができているか、グラブ

　をはめているか等）

　③準備が整ってから、相手に「今から投げるよ！」と声をかける

　④相手が受け取りやすい方法を取る（投げる、転がすもよい）

　⑤相手に受け取ってもらう

　⑥相手のタイミングでボールを返してもらう

　このように、相手のさまざまな要素を考慮に入れ、配慮することにより、人は、

・自分の認識や価値観、気持ちを尊重してもらえるとうれしい

・強制されるのではなく、どんな選択であれ、自分が決定権を持ちたい

・否定はされたくない、受け入れてもらいたい（相手も正しい、自分も正しい）

など、今まで気がついていなかった自分の本当の思い、願いが見えてくるようになります。

# 6.コミュニケーションを上達させるポイントとは？

　ポイントとしては次の3点が挙げられます。

## ●ポイント1　相手と信頼関係を築く

　コミュニケーションで大切なのは、まずは相手と信頼関係を作り、話しやすい環境を築くことです。相手が身構えている、緊張しているような状態では、発信する側の情報を受け取ることはできません。

　初対面の人から何かを言われたとき、「この人は大丈夫？」、「それって、ホンマに信用していいの？」と思った経験はありませんか？　たとえ同じ内容のことを言われたとしても、初対面の人から言われるのと信頼している人から言われるのとでは、あなたの受け取り方が大きく変わってくるのではないでしょうか。

　初対面の人に限らず、伝えたいことを相手に正確に理解してもらうためには、相手が安心してその場に居れる状況を作ることが大切です。すぐに本題に入るのではなく、伝える内容が大事なものであればあるほど、受け入れやすい環境をあらかじめ整え、信頼してもらえそうな雰囲気、態度をとる必要があります。

## ●ポイント2　相手の話にしっかりと耳を傾ける（傾聴）

　「傾聴する力」は、信頼関係を築くコミュニケーションの基礎となります。

　コミュニケーションを取る場面で相手が満足感を得られるのは、「話したいことを話すことができ、受け入れてもらえたと感じたとき」であることから、「話をしっかりと聴くこと」に徹することがポイントです。言葉で表現されたものだけでなく、非言語サインにも、あなたのこころを"全集中"させるように努めてください。

　相手が話をしている途中では絶対に口を挟まないように注意しつつ、相手の話す内容に対して自分の解釈などは入れず、"聴く"役割に徹します。また、声は出さなくても、頷き、相づち等で、相手に反応を返してください。それも、機械的にも見える相づちではなく、「聴いてもらえている」、「話しても大丈夫」という安心感を相手に与えることができるように態度や表情をも伴わせた相づちをすることが大切です。

## ●ポイント3　相手に合わせて話す

　私たちは、「相性が良さそう」、「何となく気が合いそう」と思う相手に対して、信頼したり安心感

を抱いたりします。つまり、相手の声のトーンや話すスピード、声の大きさ、動きなどを相手に合わせることが重要です。

　また、基本的に相手が用いている"用語"はそのまま使いますが、疑問形にする場合は言い換えることは可能です。それは、疑問形で言い換えることにより、受け手の理解・認識で合っているのかどうかを確認することができるからです。例として、2つの会話を挙げてみます。

| **Example** | | |
|---|---|---|
| Ex1 | 相手 | 「冷たいコーヒーでも飲みたいですね」 |
| | 自分 | 「冷たいコーヒー、いいですね」 |
| Ex2 | 相手 | 「冷たいコーヒーでも飲みたいですね」 |
| | 自分 | 「アイスコーヒーが飲みたいということでしょうか?」 |

## ■援助者に必須のスキル

必須とするスキル(技能)としては次の3つが挙げられます。

### ●アクティブ・リスニング

　相手の言葉を積極的に傾聴し、相手の奥にある事実や感情を読み解く技術のことをいい、3つの原則があります。

　・相手の立場に立って考える「共感的理解」
　・否定せず相手の価値観を受容する「無条件の肯定的関心」
　・決して相手と駆け引きをすることなくありのままの状態で相手を受け入れるという「自己一致」
　　(とくに重要な原則)

### ●コーチング

　コーチングは、本人の課題を解決するために、本人に指示や助言を与えるのではなく、本人の自己決定を引き出して、自己解決を支える関わり方です。コーチングは W.T.ガルウェイがテニス選手を養成するために、20世紀後半に注目したインナーゲームです。インナーゲームというのは、選手自身の内面で行われるゲームのことで、本能的に学習し、成長しようとする自分(self-2)と、その自分に指示・命令をして妨害をしようとする自分(self-1)との間で繰り広げられます。

　その後、インナーゲームについて、J.ウィットモアはインター・コミュニケーション(内面で繰り広げられる会話)という用語に置き換えました。

　ちなみに、ウィットモアはコーチングについて、「質問をすることで相手の本能的な学習能力を引き出し、自己決定、自己解決、自己成長などをサポートすること」と定義しています。つまり、独りでフォロワーとリーダーの二役を演じさせ、指示・命令をする代わりに「あなたとしてはどうすれば良いと思う?」などと自問して答えを導き出させることで、本能的な学習能力を引き出そうとしました。自問しながら流れを整理させること=コーチングと呼んだのです。

### ●マイクロカウンセリング

　マイクロカウンセリングは、A.E.アイビイによって，1960年代に創始・開発されました。多種多様な心理療法やカウンセリング理論の基本となっている数多くの面接技法に着目し、面接のスタイルに共通のパターンや、コミュニケーション技法に特定の一貫して見られる形式があることに注目して

組み立てたカウンセリングの基本モデルです。

マイクロカウンセリングにおける面接技法は、

　①基本的かかわり技法

　②積極的かかわり技法

　③技法の統合

であり、面接を次の5つのステップで構成しています。

　①ラポール（信頼関係の構築）

　②問題の定義化

　③目標を設定

　④選択肢を探求し不一致と対決する

　⑤日常生活への般化

## ●自分になじめそうな理論を知識として身につけていく

　必須スキルとしてはこれらが挙げられますが、アイビィは、カウンセリングにおいてクライエントの問題を解決するため、カウンセラーは問題の解決につながると思われる方法を常に複数用意し、クライエントが一番取り組めそうな方法をクライエント自身に選択してもらうことが重要だとしています。つまり、カウンセリングの最終目標は、クライエント自らが人生の選択肢を用意することができ、その中から最も実現可能性の高い方法を選んでいく「意図的人間」になることなのです。

　そのためには、カウンセラーはクライエントが選択した方法を行った結果についてはある程度の予想はつくでしょうから、即座に次の方法に取り組めるようにあらかじめ次の選択肢を用意し、いつでも提示できるように備えておくということを繰り返すこと。それにより、クライエント自身がそのパターンを身につける（習得する）ことができ、状況に応じて工夫をする術を身につける（修得する）ことを促していく必要があります。

　なお、クライエントを意図的人間にするには、精神分析療法、クライエント中心療法、行動療法、論理療法、交流分析、ゲシュタルト療法などさまざまな理論や技法を学び、必要に応じてクライエントに対応することが求められますが、現実的にこれは非常に難しいことではあります。

　それは、それぞれの理論に差異があるからこそ独立した理論として成り立っているわけだからです。しかし、いずれの理論や技法に共通する部分がありますし、その共通項こそが理論としても技法としても重要なところですので、まずはその共通項を押さえたうえで、自分としてなじめそうな理論を一つ以上、知識として身につけていくことをお勧めします。それでも難しいことには違いがありませんが、トライする価値は十分にあります。

# 寄り添う側に求められる「資質」について

**Key words** 　資質／素質／自己制御力／倫理原則／基本的姿勢／情緒的客観性／寄り添う／効果的援助のための6つの特質／気づき／成長／理解／信頼

## ■寄り添う側に求められ16の「資質」とその伸ばし方！

　「素質」や「才能」という言葉はよく使いますが、同じような意味で「資質」という言葉もあります。「素質」とは、持って生まれた性質、将来あるものになるのに必要な能力や性質のことです。「才能」も、物事を巧みになしうる生まれつきの能力のことです。「資質」も同様に、その人が生まれつき備えている、物事を巧みにこなす性質や才能のことです。

### 1.「資質」の意味は"生まれつきの能力"

　資質という熟語に用いられている「資」には、"もとで・もちまえ"という意味があります。他には"生まれつき"という意味もあり、天から与えられた生まれつきの賢明さやそのような人のことを指す「天資英明（てんしえいめい）」という四字熟語からも、「資」の意味が読み取れるでしょう。もう一つの文字である「質」には、"たち・中身"という意味があります。

### ●「資質」と「素質」との違いとは？

　「素質」も「資質」も、物事を巧みになしうる先天的な"もの"を指しますが、これらの違いはどこにあるのでしょうか？

　例えば、病院で教育実習に臨んでいる医学部生に対して「彼・彼女は、医師としての素質がある」というときは、性格や態度が医師に向いているという意味です。「彼・彼女は、医師としての資質がある」というときは、医師として持つべき才能に恵まれているという意味で、医師として十分な"能力"を有していることを評価しています。

### ●「資質」と「能力」との違いとは？

「能力」とはものごとを成し遂げることができる力のことを表した言葉です。「能」には、"ちから・はたらき"という意味がありますが、"すぐれた"という意味合いも加わっています。優れているという点では「資質」と同じですが、「能力」は教育や環境などによって後天的に形成された性質を指しており、先天的に備わった才能や性質という意味を持つ「資質」とは異なっています。

### 2.「資質」の種類

　仕事をするにしても遊ぶにしても、何かの資質を持っている人は、周りの人から信頼されます。この人は、資質があるからきっと伸びると期待もされるのです。

　因みに、皆さんは、"寄り添う"うえで必要な資質とは何かを考えてみたことはあるでしょうか？どのような場面で、どのような資質が期待されているかを知って頂くために、16種の資質とその要

素について以下に説明しておきます。

## ●自己制御力

　人は、目標を達成するために、何かを我慢して行動を抑制することがあります。抑制、つまり我慢することを自己抑制といいます。自己抑制の高い子どもは、大人になったときに知識や社会的スキルなどが優れているという研究結果があるように、人にとって、重要な能力の一つなのです。このように自己抑制ができる能力のことを「自己制御力」とよびます。

　ストレスが溜まると衝動買い、過食、深酒をしたり、ギャンブルにお金をつぎ込んだりと、なかなか自己抑制ができないことが多いのです。最近ではスマホをしながら車を運転したりという行為も見受けられます。自分を制御できなければ、ましてや仕事も家族もコントロールすることなどできるわけがないのです。もちろん、そのような自己制御ができない、しようと努力しない人には誰も相談をしようとしません。

　つまり、「自己制御力」は、援助を求めている人自身とその人が抱える問題に向き合うための基本的な資質であって、ネガティブな感情や行動を抑制して正常に戻す力なのです。

## ●積極性

　「積極性」というのは、物事を自ら進んで行おうとすることです。家族や上司など、誰かに言われてから行動するのではなく、言われる前に自ら進んで行動するものです。しかも、対応が難しい問題に直面しても決して諦めることなく、自分の考えに基づいて果敢に立ち向かえる気構えを持っています。何かの事柄について皆で議論するときでも、自分の意見や考えをしっかりと述べることができます。何かにつけて、前向きな性格なので、常に自分の目標を設定して努力しています。ミスやトラブルを起こしても前向きに考え、冷静に対応することができるうえに、すぐに挽回できる能力も備えているので、何も恐れないのです。自分のことだけでなく、周りの人に対する細かな気配りもできるため、何かに困っているようならすぐに応援をするのです。

　また、自分の責任をキッチリと務める覚悟があるので、犯したミスについても隠すことなく素直に認めて謝ることができます。

## ●責任感

　例えば、責任感が強い人の行動では、時間を大事にします。決められた時間はもとより約束もしっかりと守り、何事においても曖昧な言葉でその場をやり過ごすということはなく、わからないことはしっかりと調べてから発言します。

　責任感がある人は、取り掛かった仕事を中途半端で終えることはありません。最後まで諦めないという強い信念を持って仕事にあたっているからです。といって、良い結果を求めているわけではないのです。

　ただ、責任感が強すぎると、クライエントの能力を考慮することなく問題への取り組みについて責めたり、焦らせたりと厳しく当たることがあります。責任感が強い人は、自分に厳しいところがありますが、これをそのまま他人にも押し当ててしまう傾向が強いということに注意すべきです。

## ●主体性

　「主体性」とは、どのような状況においても自分の意思や判断に従い、責任をもって行動する態度

や性質のことです。つぎに何をやるかが決まっていなくても、自分で考えて判断して行動できる性格なのです。

　同様に、他人からの干渉や保護を受けず、独立して物事を行う態度や性質のことを「自主性」といいます。

## ●チャレンジ精神

　何か新しい分野を開拓するときや誰も成し遂げていない記録を目指す気持ちをいいます。

　「チャレンジ精神」という言葉には、成功するかどうかは別として、前向きな行動をとるかどうかの意味を含んでいます。

## ●創造力

　よく「あの人は創造力が豊かだ」などと褒めるときがあります。創造力が豊かだとはどのようなことをいうのでしょうか？ 何かについて創造する数が多いことなのでしょうか？それとも、創造するアイデアが他の人とは違った次元のものであるということなのでしょうか？ただ、創造力は個人差があることは確かです。

　では、創造力は、想像力や発想力とはどう違うのでしょうか？ 創造力とは、現時点では未だ存在しない、何か新しいものを創り出す能力のことです。考えるだけでなく、具体的に何かを創り出せる力のことを意味しています。

　創造する人のことを「クリエーター」と呼びますが、英語の「creativity（創造）」から来ています。音楽や美術、工芸、ダンスなどの分野で広く活躍する人達のことでもあります。新しい技術やシステムを開発するコンピューターの世界でも、創造力は必要です。

　小さな子どもが大きくなったらなりたい職業の一つに「パティシエ（洋菓子職人）」があります。創造力を発揮して美味しい洋菓子を創ることに憧れているようです。

　創造力とは具体的に創り出す力で、単に頭の中だけで夢を作っているのは想像力です。その夢の中でも、アイデアをひねり出す力を発想力というようです。対人援助の役割を具体的に果たすための力としては、創造力はとても重要なのです。

## ●行動力

　「行動力」とは、目的のために積極的に行動する力です。

　対人援助を行っていくと、これまでに見聞きしたことのないような状況や内容を耳にしてとまどうことが往々にしてありますが、そのような未知の領域に入っていくときなどには行動力が必要なのです。

　「行動力」を高めるために意識しなければならないことは、できる限り短期間で最善の結果をもたらすことを念頭に置いて、

「実行 ⇒ 途中評価 ⇒ 修正 ⇒ 実行 ⇒ 途中評価」

を繰り返しながら、計画的に進めていくように努力することです。

## ●課題発見力

　例えば、コーヒー専門店を開業するに当たって貸し店舗を探していたところ、店舗面積、賃料、人通りの多い物件が見つかったため、２ヵ月後にオープンすることにしました。ところが、近くのコン

ビニの跡地に全国チェーンのカフェがオープンすることになったのです。仲介不動産屋に確認すると、「噂はあったが、こちらは専門店だから競合はしないだろうと思った」とのことでした。自分たちもコンビニが売りに出されていたことは知っていたが、どのような業態の店舗が入るか関心がなかったとのことでした。

　ビジネスの世界でも対人援助の場面でも、現状をしっかりと分析して、どこに問題点があるかということ、つまりは課題を明らかにする力（課題発見力）が重要です。

　先の事例では、近くのコンビニが売りに出ていて、その後、自分たちにどのような影響が及ぶか（課題）を検討することをしようとしなかったことが問題であったのです。

　人に寄り添う際には、まずはその人が有する課題を見出すことからがスタートです。その課題を見出す力（課題発見力）は、非常に重要な資質なのです。

## ●修得力

　「修得」とは、文字どおり学問や技芸など、経験を通して習って覚えることです。「習得」とは、勉強し、学んで覚えるということです。

　会社に入社してから社員としてしっかりと仕事をするためには、まずは配属される部署での業務を遂行するために必要な仕事の仕方を、先輩やら監督者から実地指導してもらって習得するのです。

　対人援助においても同様で、あらかじめ必要な知識を"習得"したうえで指導者から個別スーパービジョン（指導）を受けることで、さらには学びから習得した知識以上にクライエント自身やその家族との関わりを通した経験を基にしたさまざまな知恵を"修得"することが必要です。

　そもそも習得した知識は、誰が寄り添うとしても共通して持つべき最低限度のものにしか過ぎません。ところが、寄り添われる人は、一人ひとり、その経験、知識、性格、環境も異なります。それゆえに、一人ひとりから学ばせて頂くという姿勢が不可欠です。つまり、学んだことを"修得"する力が高いことは重要な資質です。

## ●状況判断力

　クライエントの"現状"について正確に見極め、冷静で適切な判断を下す状況判断力がなければ、クライエントが必要としていて、しかも過不足のない適度な寄り添いがどういうことなのかを冷静に判断することができません。

　裏を返せば、状況判断力が乏しい場合には、必要以上にクライエントに寄り添ってしまい、クライエントを依存的にさせてしまう結果が生じてしまうということです。

## ●問題解決能力

　クライエントにとっての最善の支援を行おうとは思っていても、いろいろな問題が前に立ちはだかるものです。それは、決してクライエントが抱える問題が難しい、多い、大きいということではなく、そのような問題を解決する過程において変化を繰り返す"状況"に対応できる能力や気力などが寄り添う側に伴わなければ、クライエントに最善の利益をもたらすという目的を達成することができないということです。

　問題解決能力の高い人は、問題が発生しそうであることを人よりも早く察知して、起こりうる問題の原因を明確に分析できる能力を持っています。そして，問題が発生した時にその状況をしっかりと把握でき、それに対してどう対応すべきかしっかりとわかるのです。さらに、問題を最小限に抑え、

これ以上に拡大しないように手を打つことも得意なのです。最終的には、同じ問題を起こさないように工夫することもできるのです。

　問題の発生から対策と処理、さらに再発防止までも手がけることができる人が問題解決能力の高い人なのです。これも重要な資質といえます。

## ●ストレス耐性

　寄り添うには多くの時間とエネルギーを消費する必要があり、知らず知らずのうちにもストレスを抱えることになります。そのストレスを発散させることなくそのままにしておくと、自律神経のバランスを崩してしまい、寄り添う側の心身の健康を損なうことになります。寄り添うことができなくなるのであればまだよいのですが、逆に、クライエントに気をつかわせてしまうことになるのであれば本末転倒です。

　人それぞれに「ストレス耐性」は異なりますので、自分自身がどれ程のストレスなら耐えられ、今かかっているストレスが耐えることができる程度のものなのかどうかを、常に冷静に評価できることが大切ですし、責任ある行動であるといえます。

## ●専門性

　寄り添う行為は、慈善事業として行うことではありません。あなた自身のためにも、決して甘い気持ちで寄り添おうとはしないで、強い覚悟をもって寄り添うことを決めてください。

　加えて、自分にとってもクライエントにとっても成長をもたらす機会とするためには、ある程度の専門的知識と技能を持つ、つまり専門性を担保することを常に意識してください。専門性を担保することを意識し続けることも、重要な資質です。

## ●傾聴力

　「傾聴」という意味は、耳を傾けて熱心に話を聞くことです。しかも、単に耳を傾けるだけではなく、相手の気持ちに寄り添って、注意深く共感的に聴くことなのです。臨床心理学においては、「active listening：積極的傾聴」のことで、しっかりと相手の話に耳を傾けることで真意を引き出して理解することを指す言葉なのです。非常に重要な資質でもあります。

## ●柔軟性

　「柔軟性」とは、「しなやかさ」のことです。一つのものに捉われてしまうと前後の文脈が見えなくなってしまい、間違った理解をしてしまうことがあります。思い込みでもって対応するのではなく、常にクライエントの置かれているさまざまな“状況”要素を吟味し、さまざまな角度から検討することが大切です。

　自己満足のために関わるのではありませんので、自分の判断に誤りがある場合には修正することを、決してためらわないでください。

## ●コミュニケーション能力

　コミュニケーション能力は、寄り添ううえで重要な資質の一つです。ただ、立て板に水のように流暢に対話を進めることが求められているわけではありません。

　コミュニケーションをうまく進めるには、興味本位にではなく最善の利益をもたらすために、相手

を、また、相手の気持を理解したいという関心を持つことが不可欠です。その目的が明確であれば、対話をスムーズに進めることができます。

## ■寄り添う側に求められる力

### 1.人はなぜ人を助けようとするのか

寄り添う側に求められる力は、クライエントと適切な距離を保ちながら対話できる能力があること、聴く力、伝える力があること、同情ではなく共感できること、どのような内容にも動じない、動じたとしても制御できる精神的な柔軟性をもっていること、知識欲があること、好奇心が旺盛なこと、相手に意見を押しつけないこと、客観的に物事を見る力があることなどが挙げられます。

援助活動は、「①相手の苦境を認識する→②共感的感情が沸き起こる」という流れが生じなければ始まりません。つまり、困っている人を助けるという決心には「援助を受ける人の立場を想像することができる力」と、そこから生まれた気持ちを「共感的感情として正しく認めることができる力」の2つの条件が必要であるということになります。

### 2.援助の専門家に要求される基本的姿勢

人に寄り添う際に最も重要なことは人間理解であり、それは人との関係を通じて相手に伝えなければなりません。

W.H.コミアーらは、カウンセラーなどの対人援助職の人たちに必要とされる 3 つの基本的姿勢を挙げています。

| | |
|---|---|
| 援助者の価値観をクライエントに押し付けない | 価値観とは、私たちが大切だと思っていること、好み、尊重していることなど |
| 倫理観を守る | クライエントの福利優先、秘密保持の原則、役割の二重性に気づき、クライエントの権利尊重、適切な機関への紹介 |
| 情緒的客観性を保つ | クライエントに近づき過ぎない、あるいは距離をとり過ぎないなど、専門家としての適切な距離を保つ |

それぞれについて詳しく検討してみましょう。

#### ●援助者の価値観をクライエントに押し付けない

どのようなことが私たちの価値観の形成に関係していて、どのようにすれば自分の価値観に左右され難くなるのか？ 価値観には自らが意識して選択したものもあれば、成長する過程で知らない間に自分のものとなっていることもあります。

「自然を大切にして生活する意義」に共鳴した人が「自然保護」に価値を置くといったことや、親の考え方や生活習慣を通じて言葉づかい、服装、他者との関わり方、金銭感覚、愛情表現の仕方などを身につけるというように、当人にとっては当然のことでも他者にとってはそうでないことがままあります。

「人に迷惑をかけることはよくないことだ」という信念をもって子どもにそれを徹底させてきた家庭で育った人は、やはり、極端な例ではありますが自分を犠牲にしてでも他の人に迷惑をかけないことにエネルギーを注ぐかもしれません。

もしそのような考え方をする人が、「自分第一に、自分のしたいことをすることが最も大切」という考え方の家庭で育てられた人と出会うと、一種のカルチャーショックを受けるのではないでしょう

か。

「寄り添う」というのは、その人に話を聴いてもらって、あるいは一緒にいてくれることで気持ちが安定し、安心できると思ってもらえてこそのことであります。つまり、その行為は相手を癒す力を持つことを意味します。

このような効果をもつためには、援助者に対して信頼できる人だという確信が必要です。信頼できない人に困っていることを包み隠さず話す気になれる人は少ないでしょうし、自分の抱える問題を話した後で「癒された」と思って気持ちが軽くなる人もほとんどいないのではないでしょうか。

相手から信頼される人は、自らの価値観をきっちりと理解し、それによって他者に対する判断をゆがめない努力をする人です。寄り添う側が自分の価値観を明確にしていること、また、クライエントの価値観がどこにあるのかを理解しようとする姿勢が、寄り添い方に大きな違いをもたらします。

この点について、次の事例を通して考えてみましょう。

**Example** 愛情のない娘？

ヘルパーとしての仕事を始めて6ヵ月になるMさんは、郊外のサラリーマンの家に生まれ、現在もサラリーマンの妻である。

自分の実家では、母親は毎日綺麗に掃除をして、子どもたちにも洗濯したての糊のきいた洋服を着せていた。忙しく働いていた母親に「一緒に遊んで欲しい」とねだったMさんに、母親は「私が忙しくしているのは、あなたたちに少しでも美味しいものを食べさせてあげよう、綺麗に洗濯した洋服を着せてあげようと思うからなんだよ」と答えていた。そのこともあって、Mさんは自分の母親と同様に、清潔な家と衣服、栄養のバランスのとれた食事を作ることをこころがけており、それこそが家族への愛情の表現であると思っている。

さて、ヘルパーであるMさんは、67歳になる糖尿病で失明し、足の不自由な女性と42歳になる長女の二人暮しの家庭を担当することになった。そのMさんが家の中に入ってまず驚かされたのは、ごみ屋敷かと思われる散らかり様であった。また、女性の主たる介護者といわれている長女が準備する食事は、まさに一汁一菜であった。

この家の中の散らかり様が娘さんのだらしなさを表現し、食事の内容が母親への愛情の欠如を示していると評価することが正しいかどうかは、長女の立場に立って理解してからでなければわからないことです。

場合によっては、この家族は日々の生活に精一杯で、家の中を片付けることなどは二の次であったかもしれませんし、家の中を清潔にして栄養バランスのとれた食事をすることが大切であることの重要性を学ぶ機会がなかったのかもしれません。

**Example** （演習）死生観に関する価値観をめぐる問題

Hさんは昨年3月に大学を卒業して、地域包括支援センターで仕事を始めた。新人であるにもかかわらず、クライエントの心情の理解も早い。

自殺を悪として心底から認めていないHさんが昨日相談を受けたクライエントは、父親に対する介護の疲れを長々と話した後で「自殺」を考えたことがあると話したのである。「お父さんを殺して自分も死のうかと思うことが何回もあった」とも話した。

この事例のHさんはクライエントとの価値観の違いのために、クライエントと話すことが辛くなっています。寄り添う側として最も大切なことは、クライエントと会うことや話を聴くことが苦痛に

なったり、クライエントと話した後に気分が滅入ったり、あるいはクライエントに必要以上の感情移入をしているような時、その事実を素直に認めて「こんな気持ちになっている本質的な原因はなんだろうか？」と立ち止まって考える（自己覚知する）習慣をつけることが大切です。

　価値観の違う人の受け入れることができない考え方や価値観に対して、受け入れているフリをするのはやめましょう。クライエントとの価値観の違いを乗り越えて寄り添い続けていくために私たちができることの一つは、自分の固定した価値観から自由になることです。そのためには自分がクライエントの置かれている立場に立ってみること、そこから自分の価値観を問い直してみることでできるようになります。

　しかし、それでもクライエントの価値観が非常に受け入れがたいものであれば、そのことを正直に話すことで問題解決の糸口がつかめるかもしれません。

## ●寄り添う側の守るべき倫理原則
### ◎クライエントの福利を優先させること
　言うまでもなく、クライエントにとって何が"最善"なのかについて考えることです。とはいえ、専門職のみならず大人（と思い込んでいる）は、自分たちがクライエントよりも知識や経験が豊富であるため、相手の考え方や意見を十分に聴くことなくアドバイスをしたがります。そして、そのアドバイスを受け入れると「良いクライエント」と呼び、そうでないと「了解の悪いクライエント」と呼ぶようになりますが、いずれのラベリングも絶対にするべきではありません。
### ◎秘密保持の原則
　クライエントが話したことは、幾つかの例外を除いては他の人に話してはなりません。この秘密保持の原則が守られるからこそ、クライエントは私たちに、他の人には話さないような事柄をも話してくれるのですから。
　秘密保持の原則を破っても良いときは、「クライエントに対して適切な援助を行うという明確な目的とよりよい援助を提供することにつながる」ときと自傷他害の恐れがあるときのみに限られます。
### ◎クライエントの権利を尊重する
　クライエントには自らの生き方を決定する権利、また、寄り添う側がベストだと思う問題の解決方法を拒否する権利、さらには、面接記録を残している場合にはその内容を知る権利などがあります。

## ●寄り添う側の情緒的客観性：あなたはどのタイプ？
　寄り添う側に立とうと思う方には、それなりの動機があります。自分自身がどのような動機から寄り添う立場に立とうと思ったかを知ることは、クライエントとの信頼関係を構築するうえで非常に大切なことなのです。
　渡部は動機別援助職のタイプとして、以下の 7 つのタイプを挙げています。自分が以下に挙げるどのタイプに属するかを素直に考えてみてください。
　ただ、その際に気を付けて頂きたいことは、自分のタイプを知ることを「善い・悪い」といった自己の評価につなげてはいけないことです。あくまでも、タイプを知ることにより、関係構築するうえで入り込む可能性がある阻害要因をコントロール（阻害要因を排除することは無理です）することができればよいだけのことです。
### ◎世直しタイプ
　正義感の強い人といえば、「クライエントの利益を優先した代理人」として役立つでしょう。一方

で、強い正義感や信念によって、自分が正しいと思う生き方や解決方法がクライエントが選択した生き方や解決方法と異なってくるとき、「なぜそうしないの？」などと悩み、自分の信じるところのことを押し付けようと説教をしたり、理詰めで攻めたり、倫理を説いたりするかもしれません。あるいは、クライエントの置かれている立場に共感し過ぎてしまい、そのような状況を作り出している社会、制度、家族に苛立ちを覚えてしまうことがあります。

◎マザーテレサタイプ

　人が困っているのをみると自然と何かをしてしまっているというタイプ。この共感性を自分自身の家族関係の問題などの辛い経験を通して身に付けたものであるなら、まず自分自身の問題に向き合って、自分なりにその問題の解決をしておかなければなりません。クライエントに対する不適切な同情や慰めの表現はコミュニケーションを妨げ、クライエントの自立を妨げる結果になることを、十分、こころしておくべきです。

◎恩返しタイプ

　このタイプの強さは、自分が援助されるという経験を持ち、それに意味を見出していることです。ただ、このタイプの人が基本的な知識・技術・倫理を十分に習得することなく、「最も良い結果が出るのは、自分がしてもらったようにクライエントにすることだ」といった個人的経験のレベルだけで関わろうとするなら、クライエントにとっては最悪です。クライエントの問題のユニークさにふさわしい個別化した問題解決法を尊重することなく、自分の経験した方法を相手に押し付けてしまう可能性があるからです。

◎経験利用タイプ

　援助を受けた経験よりも、自分自身が以前に行った経験だけで対人援助に踏み込もうとする人です。このタイプの人が忘れてはならないことは、自分の個人的な経験は、他の誰でも同様の経験をすると思いこみ（一般化）をしてしまうことです。自分の場合はうまくいったとしても、他の人の場合は同じではないかもしれないというしっかりとした認識が必要です。経験することは大切ですが、「経験至上主義」で関わることはクライエントにとって「百害あって一利なし」です。

◎補償タイプ

　自分の経験からの反省でもって「こうすればより良い」といった改善点を学習している人です。このタイプの人が注意すべきは、「自分ができなかったことへの償い」として、例えば「自分の親にはできなかったから、この人を私の親だと思って寄り添おう」として、過剰な寄り添い方をしてしまう可能性です。客観性を失い、償いの気持ちが先走るときには、かえって「小さな親切、大きなお世話」のような過度の関わりをし得るのです。

◎プラス志向タイプ

　多くのクライエントに最初からプラスの気持ちを抱き、クライエントと一緒にいることが楽しいと思える人です。この人たちが注意すべきことは、プライベートなつながりのある人（例えば友人、家族、祖父母）に対する感情や態度と、クライエントと接するときの態度は明確に区別することです。クライエントに対してあたかも「擬似家族」のように親しげに接したり、馴れ馴れしい言葉使いをすることがクライエントと信頼関係を形成する近道だとは、決して思わないようにすべきです。

◎ネガティブタイプ

　敗北感を持っている人です。このタイプの人は、あらかじめ自分が寄り添おうとする理由や動機を具体的にし、自分自身の課題を明らかにしていく勇気を持つことが大切です。「クライエント自身は寄り添ってもらうことに敗北感を抱えながらも勇気をもってあなたの所に来た」ということを、自分

自身を通して知って欲しいのです。単に「自己満足・現実逃避」のためのものであるなら、「クライエントの福利」を第一に考えた寄り添いは難しいでしょう。

# 相手を信頼し、相手から信頼される "関係"について

Key words　信頼関係／寄り添い／基本的傾聴の連鎖／ミラーリング／かかわり行動／問題の把握と目標設定／バイステックの7つの原則

## ■援助関係を形成するもの

### 1.信頼関係（ラポール）とは

　話し手と聴き手の間に築かれる信頼関係のことをラポール（仏語の rapport：「橋をかける」という意味）と言い、相手のことを信じ、頼りにできる関係性のことを意味します。信じて頼りにするわけですから、信頼できる人物に対しては悩みを打ち明けたり相談したりと、本心を開示できることになります。カウンセリングがうまくいくかどうかの多くの部分はラポールの構築にかかっており、ラポール構築のためには、カウンセリングの基本的態度（純粋性、受容的態度、共感的理解）が重要です。

　ラポールにおける「信頼関係」とは、一般的にとらえられている見かけだけの信頼や自信ではなく、相手との無意識下でのつながりを指します。ラポールが構築されている場合には、警戒心や不信感が無意識のレベルで取り除かれているため、相手も自分もリラックスした状態で話し合うことができ、本当に伝えたいことを本音で話し合うことができます。また自分の意見や考えも信頼関係があるがゆえにすんなりと相手のこころに響き、受け入れられるのです。

　ラポールを構築するうえでは初期の段階がとくに重要です。初期段階に間違った行動を取ってしまうと、一瞬にしてそれまで努力して築き上げてきた関係性も水の泡になりかねません。本来、初対面の人は援助者に対してある程度の警戒心があり、緊張をしています。まずは緊張状態の初期段階のなかで、いかに援助者に対する第一印象を良いものにするかが、今後の関わりにおいても重要となります。

　ラポール構築の初期段階に注意すべき点として、相手の話に耳を傾け、傾聴することが最も重要です。まずは相手をよく知るということが大切だからです。

　つぎに、相手が進めて行く会話のなかで相手が発した言葉を自分の言葉に置き換えながら繰り返すことも効果的です。相手は言葉を繰り返されることにより、自分の言っていることを理解していると感じ、安心感を抱きます。同時に援助者自身、相手への理解も深まります。こうしたことは、ラポール構築の初期段階においては大変重要になります。

### 2.信頼関係の特徴とは

#### ●特徴1：構築までには時間を要する

　通常、信頼関係は一朝一夕で構築されるものではなく、一定期間の交流を経て、徐々に構築されていくものです。信頼関係の構築を急ごうとすると変に怪しまれたり、不信感を持たれたりと、逆効果となってしまう恐れがあります。焦らず、じっくりと進めていく形がちょうど良いのではないでしょうか。

●特徴 2：崩壊は一瞬

　関係構築に多くの時間を要する一方、信頼関係は一瞬にして崩壊してしまうという特徴があります。相手を騙したり、裏切ったりしてしまう（そのつもりはなくても、そう取られてしまう）と、それまでコツコツと築き上げてきた信頼関係は一瞬にして崩れ落ちてしまうので、注意が必要です。また、その後、信頼関係が再構築されるまでには、以前よりも増して多くの時間が必要となってしまうのです。

## 3.信頼関係を築くメリット

●メリット 1：人間関係上のストレスを軽減できる

　ストレスの原因となるものを「ストレッサー」といいます。私たちの生活には多くのストレッサーが存在しますが、中でも主要な部分を占めているのが人間関係で、とくに日常的に顔を合わせる家庭や職場などでの人間関係が良好であるか否かで、その日のストレスの程度は大きく変わってきます。

●メリット 2：周囲からサポートを得ることができる

　信頼がある関係性では、相手はあなたに何か頼みごとをしてくると思います。すると、あなたの中で人間の心理の一つである「返報性の原理」が働くため、相手はその後、あなたの力になれるように行動してくれるはずです。

> **MEMO　返報性の原理**
> 人は他人から何らかの施しを受けた場合に、お返しをしなければならないという感情を抱きますが、こうした心理をいいます。

●メリット 3：リーダーシップを発揮していくことができる

　信頼関係が構築されると、あなたの指示やアドバイスを素直に受け入れ、取り入れて行動してくれるようになりますので、信頼関係の構築を優先的に取り組むべきだといえます。

　ただ、寄り添いを行ううえでのリーダーシップは、ハンドリングするというのではなく、最善の利益をクライエントにもたらすためにクライエントをよりよく理解できるように情報を収集するという意味で、不確かで不十分な情報から正確で十分な情報へと導き出すためにリーダーシップをとることになります。

●メリット 4：人生における満足度や幸福度が高まる

　人間にはさまざまな欲求がありますが、その中のいくつかは人間関係に関する欲求です。例えば、誰かと知り合いになりたい、友達になりたい、どこかの集団に所属したいといった「社会的欲求」、周囲に認めてもらいたいという「承認欲求」があります。

　また、誰かと友好的な関係になりたい、親密な関係になりたいといった「親和欲求」も挙げることもできます。これら人との関係性における欲求をスムーズに満たしていくうえで、相手との信頼関係は欠かすことができません。

# 4.寄り添う際に信頼関係を築くための留意点

## ●自己を開示する

　素性がよくわからない人間を信頼することは誰もが難しいでしょう。信頼関係を構築していくためには、自分はどのような人間であるのか、ふだんの会話のなかで徐々に相手に伝えていくことが求められます。このような行為は「自己開示」と呼ばれ、学術的にも親密な人間関係を促進する効果があるといわれます。

　ただ、寄り添う側のプラバシーに関することについては、原則、開示しないようにすることが大切です。その後の関係性の維持を考えに入れながら、自己開示の程度をコントロールしていく必要があります。

## ●相手に対してこころの底から関心をもつ

　自分に対して関心を向けている相手とそうでない相手とでは、前者に良い印象を持つのは当然のことですし、自分に対して関心が無い相手のことを信用したり、頼りにすることは難しいことです。

　信頼関係の基本は、お互いに思い合うこと。片方がもう片方に関心を持っていないのでは成り立ちません。良好な信頼関係を築きたいと思う時は、その相手に対し、何らバイアスを持ち込まずに関心を向け続けるようにしましょう。

## ●褒めるなど積極的にポジティブな反応をする

　基本的に、心地よい雰囲気の中に身を置いてもらうというのは、信頼関係の構築において大切なことです。一緒にいると心地良いと思ってもらえるように、積極的にポジティブな反応をクライエントに対して出すように努めることです。

　ポイントは、常に相手に対して関心を持つこと。常に関心をもって相手と接していれば、相手の良い部分が鮮明に見えてくるはずです。相手の悪い所ではなく、良い所探しをするようにこころがけましょう。

## ●ミラーリングを意識する

　好感を持つ人の仕草や口癖を真似てしまうことを、心理学ではミラーリング効果や同調効果と呼びます。ミラーリングにより、好意をもった相手を真似ると、真似られた方も真似をする人に好感を抱くというものです。信頼関係を構築するうえでも、ミラーリング効果を利用すること（同じような言葉使いをするなど）で相手に好意的な存在として認められたような気持ちにもなるので、信頼関係を築くうえでは有効な手段です。

## ●話を聴くときはリアクションを 1.5 倍にすることを意識する

　自分が話しているとき、相手の反応が薄いと「退屈なのかな」、「機嫌が悪いのかな」と不安になってしまいます。人付き合いが上手な人が人の話を聴くときは、相手の話をちゃんと聴いていることをリアクションとして表に出します。話を聴いている場合でも、どのように、どの程度リアクションをするかで印象は大きく異なってしまいますので、できる限りふだんより少し動作を大きくするようにこころがけることは大切です。

## ●クライエントに対して人の悪口は一切言わない

　人間の一連の行いには「一事が万事」という原理があります。例えば、あなたにある人物の悪口を言っている人は、あなたに対する悪口もどこかで誰かに言っている可能性があるということです。

　同様に、クライエントに対して他の人の悪口を言うとすれば、クライエントとしては、自分のことも他の人に悪口として言われているのではと疑心暗鬼にさせてしまいます。これでは、本音を話すことをためらわせてしまいます。

## ●秘密を漏らさない

　要は口が堅いということです。誰でも秘密にしておいてもらいたいことを、べらべらと第三者に漏らされると参ってしまうのではないでしょうか。職務遂行上の守秘義務と同様、通常の人間関係においても、第三者に情報を漏らすことには信頼を失ってしまうという大きなリスクが伴うといえます。

## ●相手によって態度を変えない

　人によって態度や対応がコロコロと変わってしまうのも、信頼関係の構築においては NG の姿です。

　例えば、"下の立場の人物には強く当たる反面、上の立場の人物にはペコペコとする" とか "その日の気分によって態度が変わってしまう" ような対応は、信頼関係構築の面からいうと非常にマイナスです。『自分は〜ことに対しては怒りを覚える』といった反応の基準を明確にしておく必要があります（自己覚知）。

## ●期限・時間を守る

　待ち合わせの時間に遅れる、提出期限を遅れる等の場合も、信頼関係構築の面ではマイナスに働く恐れがあります。ただ、不可抗力で遅れてしまう場合、あるいは突発的な事情で遅れる場合は、「どの程度遅れそうなのか」、「いつまでには提出できそうなのか」等の情報をできる限り事前に伝えるようにします。そうすることで、逆に信頼関係構築の面でプラスに作用することもあります。

## ●メモを取る

　私たちの日常にはいろいろなことが起こります。それに伴い、記憶もどんどん更新されていきます。そのため、そのときどきに書き留めておかないと、記憶は次第に薄れ、また聞き直す必要性が生じてしまうことがあります。

　ただ、記録を取ることの了承を得ることと、非言語サインを見逃さないために文言で記録を書かず、振り返って思い起こせるだけの"記号" などを用いて書くようにすることが大切です。

## ●ミスや失敗をしたときに素直に謝る

　自分の弱みを認めることができるということは、裏を返せば精神的な強さを表しているといえます。信頼できる人物であるか否かは、本人の精神的、心理的な強さも重要な要素です。

　そのような精神的な強さを観察する一つの場面が、ミスや失敗をしたときで、そこでごまかそうとするのか、素直に謝るのか、どちらの対応を選択するかでその人物の評価は決まってきます。

## ●失敗後にその状態を挽回していくことができる

　誰もが失敗をしてしまうことはありますが，その失敗をそのままにするのか、失敗の状態を積極的に挽回していけるかは個人で違いが見られます。そして、周囲から信頼を勝ち取ることができるのは、

間違いなく後者のほうであるといえるでしょう。

　失敗をしてしまったとしても早い段階で気持ちを切り替え、その失敗を果敢に挽回していくことが望まれますし、名誉挽回に向けて忍耐強く行動していくことができる姿は、メンタルが強い人の特徴ともいえるのではないでしょうか。

## ●自分が大変なときでも他者に配慮することができる

　人は誰しも忙しくて大変な時や切羽詰まったときは、自分のことで一杯いっぱいになってしまいます。そのようなときでも、周りの人に気を配ったり、サポートすることができる人に対しては、信頼を寄せることができるのではないでしょうか。

## ●有言実行

　口先ばかりで行動しない、実行できない人よりも、結果はともかく、自分が口にしたことを実行できる人物のほうが信頼できることは目に見えています。

　言い換えれば、有言実行ができる人物は、自分はどのようなタスクをどれだけ実行していけるかという自己理解の部分が、きちんとなされているのかもしれません。

## ●マナーを守る

　私たちの生活では、さまざまな"マナー"の遵守が求められます。マナーには法的な拘束力はなく、それらを遵守するかしないかの判断は個人の裁量に委ねられていますが、おそらく多くの人はマナーを守る人に信頼を寄せるのではないでしょうか。

　周囲の信頼を勝ち取ることができるか否かは、まさに目の前の一つの行いにかかっているといっても過言ではないかもしれません。

## ●信念がある

　例えば、短い期間に態度や意見がコロコロと変わる相手を信用することは難しくはないでしょうか。

　人との関係性の中でそのようなブレを少なくしていくためには、自分自身が正しいと固く信じて疑わない考えや態度である『信念』を持っていることが必要と思われます。信念があることで、さまざまなシーンにおいて一貫した言動を取っていくことができるようになるはずです。

## ●相手のことを信じることができる

　あなたは誰かのことを信じることができるでしょうか。

　例えば、保護者であれば子どもたちのことを信じることができると、『返報性の原理』が働き、必ずや子どもたちも保護者のことを信じてくれるようになります。

　つまり、クライエントを信じることは、援助者とクライエントとの信頼関係の構築を力強く促していくことになると思われます。

## ●相手のことを自分自身のことのように考えて対応する

　あなたが誰かに相談事をしたときに、どこかうわの空で話を聞く人と、親身になって前のめりで話を聴いてくれる人とでは、どちらの人を信頼することができるでしょうか。多くの人は後者の人を挙げると思われますが、それはたとえ他者のことであっても、自分自身のことのように喜び、悲しみ、

悩み、苦しんでくれていると感じるからです。

　また、相手の話を聴くなかで、話を整理し、話し手の気づきをさらに促す質問などをしてくれるからでもあります。その結果、相手からの信頼感は益々増していくことになります。

### ●まずは自分のほうから相手のことを 100％信じる

　相手に自分のことを信用して欲しいと思ったとき、まずは自分が相手のことを信用することが大切です。自分のことを信用してない相手から「自分を信じてくれ」と言われても、さすがに信用しにくいでしょう。

　まずは自分から相手にこころを開くことで、相手も気持ちを返してくれるわけです。互いに信用し頼りにする信頼関係において、相手のことを信用するのは基本ともいえます。

　こころに痛みを抱えている方の話に "ズレ" や "矛盾" はあっても、"ウソ" はないとこころえてください。

### ●高度な専門知識と技能

　これはあなたが何らかの専門職であったり、会社の上司等の立場にあるときに、とくに必要な要素であるということができます。やはり、そのときどきで専門知識や技能に基づく的確なアドバイスや助言ができなければ、相手はあなたの言葉を受け入れ、行動してくれることは難しくなります。つまり、あなたが相手との間に信頼関係を構築しつづけるためには、学びつづける必要があるということです。

## 5.信頼関係を構築するためのスキル
### ●かかわり行動

　かかわり行動とは、聴き手の積極的な傾聴の姿勢を話し手に示す手法の総称で、具体的には以下の4つのことをいいます。
　①相手に視線を合わせる
　②身体言語（身振り手振りや姿勢など）に配慮する
　③声の質（大きさ、トーン、スピードなど）に配慮する
　④言語的追跡をする（相手が話そうとする話題を安易に変えたりせずについて行く）

### ●基本的傾聴の連鎖

　基本的傾聴の連鎖とは、かかわり行動を土台にして話を深めて行く手法の総称で、以下の4つのことをいい、これらは連鎖的に（つながりをもって）使うことで効果を発揮します
　①閉じられた質問（closed-inquiry）、開かれた質問（open-inquiry）を適度に交えることで、意図的に話を深めていくこと。

　質問は、閉じられた質問と開かれた質問に分けられ、前者はイエスかノーかで答えられる問い（例：朝食をとりましたか？）、後者はイエスかノーかでは答えられない問い（例：朝食はどのようなものでしたか？）のことです。

　閉じられた質問は答え易いという利点はありますが、話が展開しにくいとい欠点もあります。反対に、開かれた質問は、話が展開しやすいという利点がありますが、連発すると問われた側に負担を感じさせることもあります。したがって、両方をうまく組み合わせて使うとよいです。

②クライエント観察技法

　話し手の言いたいことをしっかりと理解するためには、相手の様子を慎重に観察する必要があります。クライエントの様子を観察する際のポイントは、セリフとして具体的な言葉で表わされている内容をいう言語コミュニケーションと身体言語（身振り、手振りなど）や声の質（大きさ、トーン、口調など）のような言葉以外で表現される非言語サイン（ノンバーバルサイン）の両方に目配りすることです。また、両方の変化や矛盾などに気づくことが、話を聴くうえで重要であるといえます。

③言い換え、要約

　励ましは、頷き、相づちなどにより話し手の発言を促すこと、言い換えは、相手の用いた言葉を別の表現に置き換えること、要約は話のエッセンスを確認することをいいます。こうした技法は、会話の活性化、焦点の明確化の働きをします。

④感情の反射

　これは、話し手が「今ここ」で感じている気持ちに焦点を当てていく技法です。例えば、「働きがいを感じて、うれしいんですね」、「上司に認めてもらえないので、がっかりしているんですか？」などのように、話し手の言語サインと非言語サインの両方を手がかりに、相手の気持ちをとらえてフィードバックしていきます。

　この技法は、話し手に自分のこころの底にある感情に気づく機会を与え、葛藤に向き合ったり、自己理解を深めることなどに役立ちます。

## 6.問題の把握と目標設定のスキル

### ●問題の把握

　話し手と聴き手が相互に確認をとりながら、相談の目的と解決したい課題を具体的にしていきます。達成や問題解決などのためには、話し手自身が積極的に決定に関わり、行動する意思を持たなければなりません。

　聴き手の側は、相手の自主性、主体性を尊重し、過度に他者依存的にならないように配慮し、話し手の心理状況を配慮しながら、無理のない進め方をこころがけることが大切です。

### ●目標の設定

　課題達成や問題解決のために目標を共同作業を通じて作り上げる必要を説明し、話し手と聴き手が共有できる具体的で実現可能な、しかも話し手にとって価値のある目標を設定します。その際、聴き手は、話し手が目標とすることを明確にすることができるように援助することが大切です。

　ちなみに、カウンセリングにおける目標設定の一般的なステップは、次のとおりです。

①目標を具体的なターゲットとして表現してみる

②カウンセラーは、このケースを扱えるかどうか検討し、決定する

③クライエントの目標設定に達しようとする意思を確認する

④確認が得られたら、行動契約を結ぶ

この目標設定の最終段階を終える前に、次のようなことを確認しておく必要があります。

・クライエントは、十分、目標を理解しているか

・目標達成のために、カウンセラーは、相談者と一緒に努力したい意思を伝えたか

・契約についてカウンセラーと相談者とも十分に理解し、不満はないか

## ■バイステックの７つの原則

　バイステックによると、援助関係とは、援助者が一方的にクライエントを援助しようとするのではなく、また、援助者に依存する関係ではなく、両者の対等の関係が重要で、相互の関係性のなかで援助をとらえることが重要だとしています。

　クライエントはさまざまな課題を抱え、不安な状況におかれて援助を必要としていますが、クライエント自らが主体的に援助過程に参加していくことが求められています。そのための環境を整えていくことが援助者には求められているのです。

　さて、バイステックは、クライエントには共通の基本的な傾向があるととらえ、その基本的なニーズを７つに整理しています。それらがクライエントの情緒や行動に影響し、援助者は感受性を育てることによって、クライエントのニーズや影響をとらえることができ、クライエントの内部にあるさまざまな情緒が援助者の情緒を刺激し、二人の間で力動的な相互作用が始まることになるのです。この態度と情緒によるやりとりが、援助関係を結ぶために重要なことなのです。

　このように、援助関係はクライエントと援助者との間でやりとりを進めていくうちに生成される「相互作用」によって構築されていき、それが課題解決や自立支援につながっていくものだと考えられます。したがって、援助を進めていくなかでクライエントと援助者の間のこの「相互作用」をどのように作り出していくかが、とても大切なことだということになります。

## 1.個別化（クライエントを独立した個人としてとらえる）の原則

　個別化とは、クライエント一人ひとりを別個の存在としてとらえるということです。つまり、クライエントの抱える困難な問題がどれだけ似たようなものがあっても、人それぞれの問題であり、「同じ問題は存在しない」とする考え方でもあります。

　この原則において、クライエントのラベリング（人格や環境の決めつけ）やカテゴライズ（同様の問題をまとめて分類してしまい、パターン化した解決手法をとること）は厳禁となります。

　クライエントは大変傷つきやすく、敏感な状態で相談に来られます。そして、クライエントは「自分にとってもっとも関心のある話題、つまり自分の情況や要求について話し合うときに、援助者が細心の注意をはらい、秘密を保持し、そして援助すること」を求めています。

　クライエントは、自分自身について、また、援助を求めざるをえなくなった事情について、あるいは現状に関して抱いている感情を、援助者から受けとめられたと感じるときに、理解されたという感覚を最も強く持ちます。

　もし、クライエントが援助者から十分な配慮を払ってもらえていないと感じるとすれば、クライエントはしばしば、最も重要である主観的な感情を表現せずに、客観的な事実を羅列するような反応を示すだけにとどまります。

　クライエントが援助者から個人として認められていると感じたり、また、自分の問題を理解されていると感じられるようになれば、彼は援助関係に自ら参加してきます。

　つまり、援助関係が形成できるか否かは、私たちがクライエント一人ひとりを個人としてとらえられるか否かにかかっています。

　クライエントを理解するうえで注意すべきことは、面接者も一人の人間であり、意識的な動機だけでなく、無意識の動機や両価的感情（相反する感情：アンビバレンス）、偏見をもっており、また、客観的に判断して自分の行動をとることもあれば、主観的な判断に基づいて言動をすること、それら

により援助関係は重大な影響を受けるということです。また、援助者には、自分が抱いている感情は他人も同じように持っているととらえる傾向があります。その結果、援助者はクライエントの情況や問題に関して重大な誤解をもつことになりやすいのです。

　クライエントは、自分にとって最も重要な関心事については、物静かな態度で、また、躊躇しながら、あるいは微妙に隠したりしながら表現するものです。それゆえ、私たちは、クライエントの話の内容ばかりでなく、彼が口に出さない事柄にも注意深く耳を傾けるときだけ援助を進めるうえで役に立つ情報を収集することができるのです。

　また、クライエントの表情、目や手の動き、姿勢、あるいは口調や話し方や話すスピードなどの非言語サインを観察することにより、クライエントの個別性を理解することもできます。

## 2.意図的な感情表出（クライエントの感情表現を大切にする）の原則

　クライエントが抱くさまざまな感情を、抑制することなく表現できるような雰囲気を作り、場面によっては積極的に感情表現できるように働きかけることを意味しています。

　日常生活において私たちは、自分の素直な感情よりも、相手や TPO（時、場所、タイミング）に合わせた感情を意識的に表現したり、また、感情表現そのものを制限したりすることがあります。とくに、怒りや憎しみ、強い悲しみや苦しみなどの否定的な感情を表現することに躊躇したり、相手や場面を選んだりする傾向が見られます。

　意図的な感情表出の原則は、クライエントの感情表現の自由を認める考え方です。とくに、抑圧されやすい否定的な感情や独善的な感情などを表出させることで、クライエントが自らのこころの枷を取り除き、クライエント自身を取り巻く外的・内的状況を俯瞰しやすくすることが目的です。また、クライエントがそれをすることができるように、援助者も自らの感情表現を工夫する必要があります。

　なお、クライエントによって感情の表現の仕方に違いがあること、感情を表現すること自体に得意・不得意があることにも留意が必要です。私たちは、困難の真っただ中にある人、つまり「人生の破局の危機を情緒的に体験している最中」にいる人に寄り添うのです。それゆえ、私たちは彼がさまざまな感情を表現できるよう援助し、彼の抱えている問題が彼にとってどのような意味を持っているのかを理解するよう、二つのことを意識しつつ努力すべきです。

　一つは、感情を表出するという体験を味わうことによって自らが抱える緊張や圧力から解放され、一層臨機応変に、また、より現実的に問題に耐え、問題の解決・軽減に取り組むことができるようになるということ。

　もう一つは、クライエントは自らの感情、とくに否定的感情を自由に表現したいというニードを持っていることを、きちんと認識することです。あまり耳にしたくないことかもしれませんが、私たちは、彼の否定的感情の表現を妨げたり非難したりするのではなく、しっかりと耳を傾ける必要があります。

　私たちは、クライエントが表出する感情を理解することにより、彼の問題を共有し、彼を強化するための援助関係を形成することができるのです。

　ただ、否定的な感情を意図的に表出させようとするときには、どのような感情が出てきたとしても驚くことなく、また逃げることなく、冷静に、かつ、客観的に対処する覚悟と対処するための方策のこころづもりを持っておくことが必要です。余りにも強い否定的な感情が出てきたらお手上げだとか、途中で話しを切り上げることになる可能性が感じられる場合は、感情表出を促すべきではありません。

## 3.統御された情緒的関与（援助者は自分の感情を自覚して吟味する）の原則

　援助者として、クライエントがどのような感情を表出してもそれを共感的に受け止め、自らの感情を自覚しながらも適切な感情の表出をこころがけていくことを意味しています。

　援助者は、クライエントの感情の表出の背景である置かれている状況から、表出されたクライエントの感情がどのようにして生まれてきたのかを理解します。ただ、その折に表出された感情は、必ずしもクライエントの真意とは限らないということに留意する必要があります。

　例えば、クライエントが喜びの感情を示したときにはその感情を援助者は受け止め、ともに喜ぶ態度で接しながらその感情に寄り添う言葉をかけることが求められます。また、「私はもう生きるのが嫌になった。早く死んでしまいたい」と訴えるクライエントには、生きる辛さの背景にある事情や、死にたいほどの辛さに思いを寄せ、その辛さに耐えながら訴えているクライエントの気持ちに寄り添うことが求められます。安易に励ましの言葉をかけるのではなく、辛さに共感し、ともに居るというコミュニケーションのあり方が必要となります。

　このように、表出された感情に共感的に対応することにより、クライエントは援助者にこころを開くことができるようになり、援助関係の深まりにつながると考えられます。

　なお、統御された情緒的関与は受容と密接に関係しています。統御された情緒関与の原則は、援助者自身がクライエントの感情の渦に呑み込まれないようにする考え方でもあります。ある人にとって不幸な体験でも、他の人にとっては全く違った反応になったり、異なるさまざまな感情となったりすることもあります。

　つまり、援助者は、クライエントの感情がクライエントにとってどのような意味をもつかを理解しなければ適切に援助を進めることはできないのです。

　クライエントの感情表現に対して感受性を働かせ、理解するだけでは不十分なのです。それは、感受性と理解は、援助者がクライエントの感情表現に適切に反応するための手段だからです。援助者の反応はあくまでも援助者の内面における反応（内的反応）であり、それが援助者の「こころのなか」をきちんと通過したときにだけ意味をもつものです。「あなたの気持ちはよくわかります」、「辛いよね」などの言葉は、それが援助者のこころをきちんと通過したものでなければ（口先だけの言葉であれば）クライエントのこころには全く響きません。クライエントは、こころを通過しない援助者の言葉は見抜きます！！

## 4.受容（受け止める≠許す、認める）の原則

　私達には、人間関係の中で、自分を大切にして欲しい（所属・愛情欲求）、また、自分の存在や意義を他者に認めて欲しい（承認欲求）という基本的な欲求があります。この欲求をマズローは５段階に分け、生理的欲求、安全の欲求の上位の欲求として位置付けました。

> **MEMO　マズローの欲求階層（説）**
> マズローの欲求階層（説）では、最下位の欲求である生理的欲求を満たすことができてこそ、次の安全欲求を満たすことを願い、それが満たされれば社会的欲求（所属・愛情欲求とも言います）、さらに承認欲求と上位の欲求が満たされることを願って努力していきます。それらが段階を追って満たされてこそ最上位に位置する自己実現欲求が満たされることを願い、自己実現を図ろうとするとしています。そして、自己実現欲求が満たされることは自らの存在価値を確信することにつながります。

クライエントの言動が望ましくないと感じることがあります。そして、その言動を許容できないかもしれません。受容とは、クライエントがどのような状況にあっても、また、どのような言動をしても、クライエントを一個の価値ある存在としてありのまま受け止めて、それに基づいて対応することを意味しています。

　ただし、ここで注意しなければならないことは、クライエントの行為を良いことと認めること、許すことではないということです。そのような行為をしていることも含め、クライエントを一個の人間として認め、どのような理由でそのような言動をするのかを理解しようと努め、その理由を受け止めることが受容なのです。

　クライエントの考えは、クライエントの人生経験や必死の思考から来るものですしクライエント自身の「個性」であるため、「決して頭から否定せず、どうしてそういう考えになるかを理解する」のです。当然、この原則によって援助者によるクライエントへの直接的命令や指示、また、行動や感情に対する否定は禁じられることになります。

　クライエントは、援助者の受容的な態度とそれに基づいた働きかけによって、自分の不利益になることを避けようと気づくことになると考えることができます。また、援助者として、そのようなクライエントの変化を信頼して待つことが援助関係の形成には重要となります。

　援助者は、クライエントに真の関心を持たなければ、クライエントにとってほとんど役立ちませんし、害にもなりえるのです。つまり、援助者が自分の好奇心や相手を意のままにしたいという欲望を満たすために、あるいはクライエントを援助する代わりに、クライエントから愛されたいと願ってクライエントに関心を向けるとすれば、それは決して援助ではなく、単なる自己の欲求を満たすためだけに関わるということでしかないのです。

　受容の原則は、援助者がクライエントをありのままの姿で理解し、援助の効果を高め、さらにクライエントが過度な防衛から自由になるのを助けるものです。このような援助を通して、クライエントは安全感を確保しはじめ、自分自身を自由に表現したり、自ら自分のありのままの姿を見つめたりできるようになります。また、いっそう現実に即したやり方で、自分の問題や自分自身に対処することができるようになります。

　さて、“受容”することができるようになるには、援助者自身に自己理解が進むことが不可欠です。実のところ、クライエントを受けとめるうえで障害になりうる要因は非常に多くあります。しかしながら、障害となるものの源泉はほとんど常に一つなのです。それは、援助者自身の自己理解の欠如です。この欠如がクライエントのもっている現実認識を見誤らせ、クライエントをありのままの姿でとらえることを妨げることになります。

　援助者自身も人生において何らかの問題を抱えたおりには、その問題に対してどのように立ち向かったか、その時の気持ちはどうであったか、などといった自らの反応の傾向を理解しておくことは、他の人が困難に対してとる態度、感情、反応を受け止めるうえで役立ちますし、その経験が問題に対するクライエントの反応を検討するときに役立つのです。

　私たちが他者に関わる際に最も重要なことの一つは、まず、私たちが私たち自身を理解し、一人ひとりが自身と対峙することです。もちろん、援助者はこの作業の過程で精神的に辛さを感じることもあるでしょう。しかし、少なくとも援助者は、自分の中にある否定的な感情によってクライエントを傷つけることがないように、自分の感情がもつさまざまな傾向を自覚しておく必要があります。

　ちなみに、自己理解とは、自分の態度や感情がもつ傾向を自覚することです。このような自己理解を持つことで、援助者はクライエントに対して、自分とは異なる側面と独特の反応パターンをもつ個

人としてとらえることができるようになります。この自己理解をもたないと、援助者はクライエントの感情表現を妨げるばかりでなく、ある状況に対して抱いているクライエントの感情を誤解してしまうことにもなり、その結果、色が掛かった形でクライエントを理解することになってしまいます。

## 5.非審判的態度（援助者の価値観や社会一般の価値基準によってクライエントを一方的に非難することはしない）の原則

　援助者として自らの価値観や社会的な規範、常識などの基準に照らして、クライエントの考え方・価値観や言動を判断してはならないということです。たとえそれが望ましくない考えや言動であっても、クライエントの考え方や言動などを一方的に否定・非難してはならないということを意味しています。それはクライエントそのものを否定し、クライエントの尊厳を損なうことになるからです。

　例えば、あるクライエントが他者に暴力を振るって危害を加えようとしている場面に出会ったとします。援助者としては、まずはクライエントの行為を止め、他者に危害が及ぶことを防ぐ必要があります。しかし、その後、クライエントが危害を加えようとしたことを咎めるのではなく、危害を加えようとした理由、背景を理解するために本人に尋ねることが求められます。

　非審判的態度とは、クライエントの言動や思考に対して「援助者は善悪を判じない」とする考え方です。あくまで援助者は補佐であり、現実にはクライエント自らが問題を解決しなければならないことであるため、その善悪の判断もクライエント自身が行うのが理想とされます。

　また、人は基本的に、当初において自らを否定する者は信用しないため、受容の観点からも非審判的態度をとることが求められます。人が相談に来ることは、その人が自分の生活のある部分に対して、自力で対処することができなくなっている事態に置かれていることを意味しています。多くの場合、それに伴ったさまざまな苦痛を味わっているもので、その一つは、非難されるのではないかという恐れです。そのため、多くの場合、クライエントは自分が裁かれないように非難される恐れがある内容を話さないようにします。そしてこの不必要な防衛が、クライエント自身や不適応に陥った原因を客観的に見つめる作業を困難にさせることになるのです。

　クライエントは情緒的に敏感で、色々な罪悪感を抱いているため、援助者が非難の言葉を口にしなくても、クライエントはそれを敏感に感じ取るものです。クライエントは非難・問い詰められるのではと恐れている限り、彼はこころを開いて安心して、自由に自分自身を表現することはありません。

　クライエントは、どのような言動をしたとしても援助者は非難したり、褒めたりするつもりは全くないのだとわかるにつれて、自分を防衛する必要性を感じなくなり、こころを開いて自由に話すことができるようになります。その結果、クライエントは、自分を生きる価値のある人間だと受け止めることができるようになり、自分が本当に必要としていることや抱えている問題の真の原因について、援助者とともに一層深く話し合うことができるようになっていきます。

　また、クライエントは自身を多面的に見つめる強さやありのままの自分を面接のなかで語る強さを、あるいはまた、変化・成長していくためにやらなければならないことを実行に移す強さを身につけていくのです。

　援助者はクライエントを裁くことではなく、理解するためにクライエントの言動を評価（アセスメント）しますが、クライエントが取っている言動や判断を容認できない場合、そのことをクライエントに伝える必要があるでしょうか？もしクライエントが生活のなかで生じている緊張を和らげるため、客観的に健康と思われる行動の基準をあえて無視するような場合、例えば不安や緊張を解消するために過度に飲酒を続けるような場合には、援助者は彼の行動に対する評価（善悪ではなくメリット

デメリット）をしっかりと言葉で伝える必要があります。

　援助者といえども、多かれ少なかれ何らかの偏見や先入観を持っていますし、好きになれないパーソナリティのタイプもあります。そのようなクライエントや偏見を向けてしまっているクライエントに肯定的に対応することは難しいものです。とはいえ、援助を効果的に進めるためにといってクライエントを好きになる必要はありませんが、偏見からは解放されるべきです。

　つまり、援助者は自分の中にある偏見を自覚し、コントロールし、クライエントを偏見という色眼鏡を通して見るのではなく、彼らを客観的に多面的かつ在りのままの姿でとらえるように努めなければなりません。

## 6.自己決定（クライエントが下した決定を尊重する）の原則

　クライエントの自己決定を促して尊重するということは、「あくまでも自らの行動を決定するのはクライエント自身」、つまり問題に対する解決の主体はクライエントであり、このことによってクライエントの成長と今後起こりうるさまざまなケースにおけるクライエント一人での解決を目指すということです。

　援助者としては、クライエントに関わることはクライエント自身が自らの能力を活用し、判断できる環境を整えていくことができるように関わることを意味しています。

　例えば、認知症や知的障害などによって判断能力に支障があるクライエントであっても、初めから「判断できない」、「判断能力はない」と決めつけるのではなく、説明や情報提供の時に配慮や工夫をし、できる限りクライエントが自身の残存能力を活用することにより判断・決断ができるように働きかけることが求められます（自己決定はクライエントの権利！！）。

　クライエントが自分の責任を遂行する（自己決定する）ことは、自らパーソナリティを成長させ成熟させる一つの重要な機会です。そして、自由に決定を下すことができる環境下で責任を遂行するときにのみ、クライエントは知的、社会的、情緒的、また精神的に成熟することが可能となります。クライエントは、選択と決定を自由に行使できるときにのみ、社会的に責任をもち、情緒的に適応しながら、パーソナリティを発達させていきます。

　援助者はクライエントが積極的かつ建設的な決定を行う能力をもっているという仮定をもって、援助を進めることが大切です。ただ、クライエントの自己決定能力には個人差があるため、その能力を適切に評価する技術が私たちには求められます。自分の置かれた状況のなかで、あらゆる側面で自己決定を行う責任をもつことが可能なクライエントもいます。しかし、なかには、十分な責任をもてず、援助者の積極的な支持を必要とするクライエントもいます。さらにまた、援助者が一時的に責任を分かち持たなければならないクライエントもいます。

## 7.秘密保持（援助関係において得た情報は第三者に漏らしてはならない）の原則

　クライエントの個人的情報・プライバシーは絶対に他人に漏らしてはならないという考え方で、援助関係における遵守事項となっています。

　ただし、自傷他害の恐れがある場合と他の専門職の協力を得なければクライエントにとって最善の利益がもたらされないと判断した場合は、漏洩することは例外として認められています。その場合であっても、

　①援助者は、クライエントに関する情報を得ようとするとき、まずクライエント自身を情報源とす

　べきです。また、クライエントに関して求める情報は、援助を提供するうえでの必要最低限の範囲にとどめるべきです。

②情報を開示するときは、援助に関わる者だけに、またサービスの提供上必要な最小限の情報にとどめるべきです。

③外部機関などに情報を提供するときは、クライエントの承諾を得るとともに、情報の提供先はクライエントの承諾を得た範囲内にとどめるべきです。

# 第 4 章

# "言葉でない言葉"に もっと目を向けましょう

**Key words** 非言語コミュニケーション／人体動作／表象動作／例示動作／感情表出動作／言語調整動作／目の機能／沈黙／身体接触／パーソナル・スペース

## ■言葉以外の手段によるメッセージ

　R.L.バードウィステルは、「二者間の対話では、言葉によって伝えられるメッセージ（内容）は全体の35％にしかすぎず、残りの65％は話し振り、動作、間の取り方などの言葉以外の手段によって伝えられる」と述べています。通常、ノンバーバル・コミュニケーションとは、話し言葉に付随し、それを補足するもの（非言語サイン）を通して何らかのものを伝えることです。

　例えば、怒りを表す内容の言葉に怒っている表情とか握り拳を作るといった行動が付け加わることで、"怒り"が相手に十分に伝わることになりますが、怒りの言葉を発しながらも表情は淡々としているならば、その怒りは相手に十分に伝わりませんし、場合によってはその言葉を口先だけのもの、虚勢でしかないと相手に理解されることにもなります。

　このように、非言語サインは言葉そのものと一緒に使われるかどうかとは関係なく、人間のあらゆるコミュニケーションに影響を与えていることは明らかです。そのため、例えば寄り添うためにクライエント・家族と会ったその瞬間から、お互いに、すでに何らかのメッセージのやり取りを行っているということをしっかりと認識しておかなければなりません。その意味で、一瞬一瞬を非常に慎重に扱わなければならないことになります。

　ちなみに、非言語コミュニケーションには次の9つの非言語サインが用いられています。

①人体（例えば性別、年齢、体格などの身体的特徴）

②動作（体の姿勢や動きで表されるもの）

③目（相互注視と目つき）

④周辺言語（声の高低、発し方、テンポなど）

⑤沈黙（声なき喜怒哀楽）、間

⑥身体接触

⑦対人的空間

⑧時間

⑨色彩

しかも、これらの非言語サインは、解釈の際に次の4つの差異

・個人的差異

・男女性別による差異

・文化的な差異

・状況による差異

を考慮に入れなければ適切なものとなりません。

## ■9つの非言語サイン

### 1.人体
受け手にとっては、相手の"人体"はさまざまな非言語サインとしての意味をもたらします。

### ●調査データから
ピッツバーグ大学の調査では、

①男子学生で身長188～193cmの者の就職先での初任給は、188cm未満の者に比べて12.4%も高かったことがわかりました。

②140人の企業関係者に対し、就職の応募書類だけを読んだだけで、二人の求職者から一人だけを選ぶように求めました。ただ、その応募書類は、「身長」が185cmか165cmかのいずれかで記載されてあるだけで、それ以外の記載内容は全く同じでした。ところが、背の低い学生を選んだ企業は1%だけで、残る99%の企業は背の高い方の応募者を選んだのでした。

米国では、背の高さ＝有能さととらえる傾向が強いという結果が出たのです。当然、この結果が日本人にそのまま当てはまるとは考えられませんが、人体そのものが他者の判断に与える影響、つまり

身長が高い＞（能力）＞身長が低い

を知ることができる調査結果といえると思います。

### ●先天的な特質から生じるメッセージ
つぎに先天的な特質から生じるメッセージについて検討します。

初対面の二人は近づくにつれて互いの身体的な特徴が次々に明確になってきます。最初は身長、体型、性別、年齢層。距離が狭まると皮膚の色や濃淡、髪の長さと髪型、目・鼻・耳などの部分的特徴。間近に対面すると体臭、口臭まで判り、相手の全体的な魅力の度合いが評価されることになります。

これらのボディ・メッセージから引き出された判断が、その後に続くかもしれない言葉でのコミュニケーションの話し方のレベルや種類を決定することにもなります。

**Example**

時間の尋ね方であっても、相手に対する第一印象によって次のように変化することが考えられます。

「やあ、悪いけど、今何時か教えてくれる？」

「中村さん、おはようございます。今何時でしょうか？」

「恐れ入りますが、今何時か教えていただけませんでしょうか？」

「おい、こら、今何時だ!!」

### 2.動作：人体動作のタイポロジー
人体動作がどのような意味を持っているのかを理解する際の鍵は「脈絡」、つまり人体動作とその動作が現れるまでの"状況の流れ"です。どのように些細な動作であっても、言葉によるコミュニケーションとの関連、状況や場所、時間、文化形態など、それぞれの要素との関連において考えることが必要です。

P.エックマンと W.V.フリーセンは人体動作を①表象動作、②例示動作、③感情表出動作、④言語調整動作の4つの動作に分類しています。

## ●表象動作

　彼らによれば表象動作とは特定の語句の代理動作で、これは言葉によるコミュニケーションが困難な場合や不可能な場合にたびたび用いられるといいます。

　例えば、コーチが送るサイン、放送開始のキューサイン、喜びを表すときに行うＶサインやハイタッチ、うまくいかなかったときに肩をすくめる、野次るときに口笛を吹く、教師の目を引くために手を挙げる、黙らせるときに人差し指を縦にして口に当てる等があります。

　写真を撮られるときに、両手を前で重ねて組むか後ろで組むか、それとも脇に延ばして置くのがよいのか、手の扱いに困ることがあります。日本人はそんなとき、慎み深く見えるということか、両手を体の前で重ねるようにすることが多く、アメリカ人の中にはそれを「イチジクの葉」といって揶揄する人がいます。しかし、これは最も丁重なお辞儀が手を合わせて屈体した形であることと関係しているといわれています。

　ちなみに、モンテーニュがその著「随想録」の中で、

「求める、約する、招く、追う、脅す、頼む、願う、否む、問う、称える、数える、告白する、悔いる、恐れる、恥じる、疑う、落胆する、やけになる、呆れる、黙する。このとおり、手は何だって言える」と書いているように、私たちの手は知らず知らずのうちにたくさんのことを表してしまっているのです。

---

**Memo**　Ｖサインはドイツ軍占領下にあったベルギーで、弁護士のヴィクトル・ド・ラブレーが優勢な独軍に抵抗している同胞たちの合言葉として、BBC放送の中で自分の名前のＶと勝利を意味するフランス語のＶに共通する字を符号に使うことを提案したのが始まりです。ところが、このＶサイン、ベトナム戦争中に米国のヒッピーや反戦運動家たちが警官に向けて「ピースサイン」として使い始めました。

　ただ、未だにＶサインを出して「ピース」とやっているのは日本人だけで、やはり世界ではあくまでＶサインとして使われています。

---

## ●例示動作

　例えば、演説の際にテーブルをたたいたり、聴衆に向かって身を乗り出したり、道を教える際に方向を指差したりする動作を指します。

　首を横に振る：NO（英米圏）、　YES（アラブ諸国）

## ●感情表出動作

　本来、メッセージをこめた顔の表情のことですが、顔以外のジェスチャーも重要な補助的メッセージを伝えます。そしてそれらによって伝達されるメッセージは言葉によるメッセージを補強したり、増幅したり、あるいはまた裏切ったりすることもあります。

　例えば、E.バイエルは、被験者数人にテレビカメラの前で「怒り、恐怖、誘惑、無関心、幸福、悲しみ」という６種の表情を演技させ、それをビデオテープに収録してそれぞれの被験者に見せ、自分が行った６つの表情が不正確だと感じた部分はすべて演技をし直したりカットさせました。その結果、できあがった映像にあっては、被験者の表情の演技は６種の感情の正確な表出になっていたはずでした。ところが、そのビデオを大勢の観察者に映写して見せたところ、ほとんどの被験者が６種類の内の２種類だけしか感情に見合う演技だと認められませんでした。また、ある女性被験者はその全ての

演技が「誘惑」の表情だと判定され、もう一人の女性被験者も、すべての演技が「怒り」の表情だとみなされてしまったのです。つまり、送り手側がもつ感情が如何に真実であろうと偽りであろうと、感情表出動作によって送り出されたメッセージは、それとは異なるもの、または不十分なものかもしれないということです。

　逆に、受け手の側が何か他の事に気を取られていて集中力が不十分だったということもありえます。また、受け手自身がすでに同じようなことを経験していたためにバイアスが生じ、送られたメッセージを誤解することもあるでしょう。さらに、文化によっても感情表出動作のもつ意味が全く正反対であることもあります。

　混雑した食堂などで、二人用テーブルに知らない人と相席になり向かい合って座らされたとき、オーダーしたあと、「注文したものが来るまでの待ち時間をどうやって費やしたらよいのか、厄介やなあ」と思いながら座っていることがあります。『見ていませんよ』というサインを送り続けたり、メニューをもう一度読み直したり、箸や箸袋をもてあそんだり、自分の爪や手のひらをまるで初めて見るかのように眺めたりします。視線が偶然にあってしまう瞬間があると一瞬にして目を離し、窓の方に目を移し、過ぎ行く人通りをじっと見つめるといったことをたびたび経験します。

　ところで、「笑い」には、大笑い・高笑い・バカ笑い・苦笑い・泣き笑い・もらい笑い・あいそ笑い・空笑い・うす笑い・ふくみ笑い・しのび笑い・せせら笑いなど、非常に複雑に分化しています。しかし、笑いを複雑なものにしているのは、それがしばしば相互演技、つまり、相手の意図に応じた演技を行っているからです。赤ちゃんにゲラゲラ笑いを誘発しようとする「イナイイナイバー」に対し、赤ちゃんは無意識のうちにその人の意図を汲み取って笑うのです。このように、「笑い」には裏があるということがいえますが、笑いのみではなく、人はその場面や役回りに応じた感情表現をすることを義務づけられているのです。

#### ●言語調整動作

　言語調整動作は話されたことを聞き手が理解し、受け入れているかどうかを知らせるために必要な反応動作です。

　例えば、相手の話の内容に関心をもった場合、イスから身を乗り出したり注視したり、できる限り正面から相手の方に体を向けたり、タイミングよく頷いたりしますが、相手の意見に不賛成の場合、頻繁に首を横に振ったり、目を細めたり、腕組みをしたり、興味を失ってくるとキョロキョロしたり、天井を見たり、椅子にダラリと寄りかかったり、時計を気にしたりします。

## 3.目

　「目は口ほどにものを言う」と昔からいわれており、目の変化はその人の感情の変化の全てを表すことを意味しています。それ故、相手の目の表情を読み取ることができるかどうかは、コミュニケーションの内容と方向性に大きな影響を与えることを意味することになります。

#### ●アイ・ゲイジング

　非言語コミュニケーションの領域ではアイ・コンタクトとは言わず「アイ・ゲイジング（相互注視：eye-gazing）」という用語を使いますが、これは反応しあう二人は、お互いに相手の「目の部分を含む顔」を見ていることを意味しています。

　そして、相手との距離が1メートル以上離れると、相手の視線がどこに向けられているのかを正確

に判別することが難しくなるため、相互注視は双方の距離が1メートル以内にいることで成立します。転じて、遠くにいる相手に対して「注視」をし続けることは、「1メートル以内に来て、コミュニケーションをする」という意味を含むことになるため、「あなたとコミュニケーションを取りたい」という意思表示になります。つまり、相手との距離の取り方を考えることは非常に重要なことだということになります。

　ただ、相談援助の際には相手の顔を見るだけではなく、相手のつま先から頭の天辺までを同時に観察することが必要になります。それは、感情を表す体の部分は目だけではなく、足の動き、手の動き、頭の動きも同じように表しているからです。その意味で、単に相手の目のみでなく頭の天辺から足先までを視野に入れることができるポイント（目の付け所と相手までの距離）を見つけることも非常に重要になります。

　例えば、剣道の間合いの取り方に「遠山の目付け」というものがあります。相手の顔に焦点を当てつつ、遠くの山を見るように、頭の先からつま先まで全てが視野に入るように相手を見据えることを言います。それは、一点に視線を集中させると視界（幅と奥行き）が狭くなり、注意を向けている一点の動きにのみ囚われてしまい、柔軟に対応できなくなります。そこで、遠くの山を見るように視野を拡げ、相手の全体像が見えるようにすると囚われから解放され、精神的にもゆとりができ、相手の瞬時の動きにも柔軟に対応できるようになります。

　同じことが面接場面でも言え、面接者とクライエントとの距離を頭の先からつま先までが入るように取ることで、相手の言葉の意味することと非言語サインが表していることとを同時に比べることができるようになります。もし、それらがチグハグに感じられる場合には、例えば、「仰っしゃっておられる口調からではそれほど焦っておられるようには思えないのですが、手の動きや貧乏ゆすりをされているところを見ると、かなり焦っておられるようにも感じます。どちらが本当のお気持ちなんでしょうか？」という問いかけが可能となり、本当の感情を確認することができます。

## ●二者間の会話での目の機能

　二者間で行われる会話にあって、目の機能が5つあります。その5つの機能とは、

- ・"話す／尋ねる"の交替時期を調整する
- ・相手の反応を監視する
- ・意思を表示する
- ・感情を表現する
- ・相手との関係をどのようなものと考えているかを伝える

というもので、アイ・ゲイジングの諸相を見てみると、

| | |
|---|---|
| 性別 | 会話の際の注視時間で言えば、女性は男性よりも平均15%長い |
| 会話 | 外交型の人の方が内向型や自尊心の低い人よりも頻度・時間の点で多い |
| 話題 | 個人的なことではなく、気軽に話し合えるような話題の方が注視時間は長い |
| 状況 | 相手との距離が開くにつれ注視時間は長くなる。もちろん、相手以外に目を引くもの（人、背景）があれば注視時間は短くなる |

という傾向が見られます。

　ちなみに、対話における注視の継続時間は全体時間の10～80%といわれています。

　また、スクリーンを通して登場人物が被験者に向かって話しかける映画を見せる際に、登場人物が被験者を注視する率が15%のものと80%のものとに分けて登場人物に対する人物評価をさせた実験

があります。

　　注視率 15％：冷たい、用心深い、未熟、回避的、無関心、鈍感、悲観的、弁解的

　　注視率 80％：親近感あり、自信タップリ、自然体、円熟、誠実

という調査結果も出ています。

　さらにまた、男女の被験者を対象にした実験で、男性の瞳孔は女性のヌード写真を見ると拡大し、女性の瞳孔は男性の筋肉質な体のパーツ写真や赤ちゃん、あるいは赤ちゃんを抱いた女性の写真を見たときに大きくなったという結果も見られます。

　これらのことから、人間の瞳孔は、相手に肯定的な感情を持ったときには拡大し、否定的な感情を持ったときには収縮することがわかりました。

### ●相手を見つめる恋愛テクニック

　コミュニケーションの意思がないまま 10 秒以上にわたり相手を注視し続ける（見つめ続けることではありません）ことは、相手に不快な気分を与えることがわかっています。しかし、恋愛テクニックとしては「注視」ではなく「見つめること」は多いに役立ちます。恋人同士の場合、相手をじっと"見つめる"ことは、会話をせずとも自分の気持ちを伝えることができることがわかっています。

　H.G.ブラウンは独身女性に「ただただ見ること」をアドバイスしています。つまり、一人の男性を見つけたら彼の目を真っ直ぐ見つめます。深く探るように見つめてから視線を落とし、元の動作（友達と話す、雑誌を読むなど）に戻ります。これを 3 回繰り返すだけであなたは「恋をもて遊ぶ女」になれるというのです。さらに男性と向かい合って話しているのなら、まずは左目に焦点を当てて、つぎは右目、今度は両目をじっと見つめることが昔から変わらぬ恋愛テクニックだとしています。

## 4.周辺言語

　周辺言語とは、言葉以外で人間の音声が生む刺激要因で、叫び声、悲鳴、低い共鳴音、泣き声、ため息などの多種多様な音が含まれています。

　G.トレーガーは周辺言語を大きく 2 つに分け、「声の性状的要素」である声の高低、発音の仕方、間の取り方、テンポと、「発声的要素」であるクスクス笑い、泣き声、声の強弱、舌打ち、無言、つなぎの声（アー、ウーン、フンフン）があるとしています。

　アメリカで非言語コミュニケーションを研究していた A.メラビアンは、人間の態度や性向を推定する場合、言葉によって判断されるのがわずか 7％で、残りの 93％のうち、38％は周辺言語、55％は顔の表情によるものだと述べています。

　ある実験で性格や気質の特徴を周辺言語だけで特定できるかどうか調査したところ、熱心か無気力か、活動的か怠惰か、性格の良し悪しという点に関する評価は信頼度が高く、反対に内向的か外交的か、誠実か不誠実か、健康か不健康かという点に関する評価の信頼度は低くなることが明らかになっています。

　その他にも、「母親の声とその子ども」を対象にしたハーバード大学の調査があります。それによると、母親の声に不安や怒りが目立つと、彼女らの子どもたちが示すイラ立ちと不安感に影響を及ぼすことがわかりました。つまり不安を感じている母親は、周辺言語によって子どもに自分の不安を伝えており、その結果、子どもの感情も不安定になると考えられるのです。

## 5.沈黙

　沈黙の意味するところは、一人ひとりの個性と感情、関係性、関心度、場所、時間、文化などの数多くの要因との絡み合いによって影響されるため、正確に理解することは難しいです。

　例えば、沈黙の意味するところは次のようにさまざまです。

　・間・口ごもり・罰としての沈黙・無関心や無視・パニック・感情が昂じてしまって言葉が出ないとき・集中したいとき、何かを期待して待つときなど・話題が一段落したとき

　この中で、とくに「話題が一段落」したことにより生じる沈黙と「感情が昂じて言葉が出ない」ことによる沈黙の、それぞれに対する対応の仕方は全く異なります。

　前者の沈黙の場合、沈黙を破る目的でこちらから話を切り出してもよいのですが、後者の沈黙の場合、たとえ沈黙の時間が30分、あるいは数時間に及んだとしても、原則的には相手から何らかの言葉が発せられるのを待つことが大切です。

　しかしながら、私たち、とくに経験の浅いものほど少し長い静けさ（沈黙）が続くと気持ちが落ち着かなくなり、焦ってしまい、ついつい慰めの言葉や励ましの言葉をかけてしまいます。ただそれは、慰めや励ましの言葉をかけることにより、一刻も早くこの静けさから抜け出したいという私たちの気持ちの裏返しであり、言うなれば「自己本位」の言葉かけでしかないということをわかっておいてください。

## 6.身体接触

　J.W.プレスコットは、「視覚、味覚、嗅覚、聴覚とは関係なく、身体接触と運動の欠落は抑うつ、自閉、多動、異常性行為、薬物乱用、凶暴性、攻撃性を含む数多くの情緒障害の原因となる」と言っています。

　人は、まず最初に触覚によってこの世に生きていることを知るわけで、人間関係も含めて周囲の世界に対する根本的な信頼関係も、幼児期に十分に接触刺激が与えられることによってこそ、育てられるのです。

### ●愛着の形成と身体接触

　親子関係と愛着の形成について、H.F.ハーローはサルを用いた実験を行っています。それは、生後間もない二頭の子猿を母親から離し、その内の一頭の子猿を"針金で枠取りをしただけの模擬母親猿"に哺乳瓶を取り付け、その模擬母親猿から人工乳だけを与えて成長させた場合と、もう一頭の子猿には同じ針金だけで枠取りを行うのは同じですが、その枠組みの上に毛布一枚を重ねた模擬母親猿から哺乳瓶を通して人工乳を与えて成長させた場合とで比較をしたというものです。

　一定期間、それぞれの子猿を一頭ずつ檻の中で育てた後、群れに戻した結果、針金だけの模擬母親猿に育てられた子猿の場合、群れに戻しても遊び・防御・性行動に全く正常さがなく、集団に適応できないために、最終的には餓死してしまいました。

　しかし、毛布一枚の違いではあっても、毛布を被せた模擬母親猿に育てられた子猿の場合には、徐々に集団に適応できるようになり、群れの一員として天寿を全うしたという結果でした。

　その意味で、母親の体温を、直接、肌から感じることができるように乳児を抱きかかえ、母親が乳児に向かって絶えず微笑み、穏やかでゆったりとしたトーンで声をかけながら授乳するといった日々の積み重ねが、乳児の中に人に対する信頼を芽生えさせ、その後の人生において遭遇するさまざまな危険に立ち向かっていく勇気を与えることにつながるといえます。

　また、ある乳児院での報告によると、そこには、長い間、預けられている生後 22 ヵ月の女児・スーザンがいました。収容時の彼女の体重は約 6.8kg（生後 5 ヵ月児の平均体重）、身長は約 71cm（生後 10 ヵ月児の平均身長）しかなかったのです。話すこともハイハイすることもできず、誰かが近づくと身をすくめて泣き出してしまいます。しかし、スーザンには先天性の障害はないこともあり、医師は強度の発育不全になるような原因を特定することができていませんでした。

　ただ、彼女の両親は教養人であったにも関わらず、スーザンも含めて子どもに関心がありませんでした。母親の言い分は「スーザンは抱かれることを嫌がり、誰にもかまってほしくないのだと感じたから、もう世話はしたくないと思った」というものでした。

　最終的に、スーザンは「母なき子シンドローム」と診断され、乳児院はできる限りスーザンに気を配り、抱き上げたり、優しく揺らしたり、一緒に遊んだりしました。母親代わりのボランティアも招かれ、人との絆を感じ取れるように 1 日 6 時間の奉仕をしてもらうようにしました。

　その結果、2 ヵ月後には、同年代の幼児に比べて成長の遅れはみられたものの、スーザンの身長や体重は増えていき、人を怖がることもなくなりました。愛情のこもった乳児院の人達の身体接触と世話によって、スーザンは元気を取り戻していったのです。

### ●幼児期での親による肌の触れ合いの影響

　S.B.サイモンは著書のなかで、「性的な意味合いを持たない愛情を込めた抱きしめを十分に経験した子どもたちは、将来的に飲酒、薬物乱用、性的放縦に走る傾向や喫煙や贅沢品などの衝動食いの傾向は低い。また、このような子どもたちは、よりしっかりとした意志決定ができるし、同年齢の仲間からのプレッシャーにもより強く耐えられる傾向がある」と述べています。

　このように幼児期の子どもとの肌の触れ合いは、その後の成長に大きく影響することが考えられます。「触れ合う」という非言語コミュニケーションから愛情を伝え、両親たち自身もストレスや不安を抱えずに子どもに接することが大切だといえるでしょう。

### ●思春期以降の身体接触

　さて、日本人の場合、幼児期に一緒に入浴したり添い寝をするなどして、親たちから浴びるほどに皮膚刺激を与えられますが、思春期以降は家族の間でも身体接触を避ける傾向が顕著であることはアメリカの文化人類学者らが早くから指摘しています。

　米国のコミュニケーション研究者の D.C.バーンランドは、その著「日本人の表現構造」の中で、調査対象は日米とも大学生である日本人とアメリカ人の身体接触のパターンについて計量的に調査した結果を発表しています。それによると、例えば

①接触頻度は日本人よりもアメリカ人の方が 2 倍以上も高い

②とくに親や異性の友人との接触は、それぞれ日本人の 3 倍、2 倍以上になる

③親よりも異性の友人との接触が好まれるのは日米とも共通だが、

④日本人は父親よりも母親を好み、しかもその差がはなはだしい。アメリカ人は母親と父親とを同じように扱う

⑤日本人は異性の友人を同性の友人と同じように扱う傾向があるのに対して、アメリカ人は明確に区別する

という傾向が見られました。

　このような身体接触の頻度や行為のありようは、挨拶のときの握手やキスのような身体的接触を行

うかどうかにも、もちろん影響を及ぼしています。

### ●非言語コミュニケーションにおいて重要な意味を持つ肌の触れ合い

肌の触れ合い（身体接触）は非言語コミュニケーションの中でもとくに大きな影響力を持っています。

例えば1930年代の半ば、アメリカのベルビュー病院では、乳児死亡率が55％にまでなっていました。そこで、母親の授乳の有無に関わらず、一日に数時間は母親と肌を触れ合わせる「母親看護制度」を導入しました。その結果、55％もあった乳児死亡率が10％以下にまで低下したのです。このことから、生まれてきた子どもと身体接触をすることは、命に関わるほど重要であることがわかります。

## 7.一人の人間に必要なスペース

E.T.ホールは、北米の中間階層に関する限り、これから述べる4つの距離帯が確かに認められると言っています。しかしながら、ホールの場合、対人的コミュニケーションを基礎として個人的空間をとらえようとしたため、前・後の距離にのみ強く注目しているように思います。

日本人の暮らしを考えるとき、上・下の距離も極めて重要な意味を持っていると考えます。

例えば、コタツを囲んで座る場合、70cm四方ほどの小さな天板の下に家族数人が足を突っ込んで和気あいあいと過ごせますが、これが椅子と同じ大きさのテーブルとなると、いくら仲のよい家族でも息苦しく、長くは座っておれないのではないでしょうか。

かつての日本人がしていたようなしゃがんだ姿勢で人と話し込む場合には、ぐっと顔を近づけてしまうものですが、一般に椅子に座った姿勢になると床や畳に直かに座ったときの1.5倍ほどの個人空間が必要になります。立った姿勢では2倍近くの距離がなければ落ち着いて話すことはできないでしょう。

ちなみに、日本文学者のD.キーンは、「現代の日本人は後ろに目が行き届かない」と書いています。つまり、前方しか見ておらず、側方や後方には驚くほど気を配らないというのです。社会心理学者の渋谷が日本人大学生を対象に行った調査でも、彼らがイメージとして持つ「パーソナル・スペース」は、男女とも、体の前方は左右や後方よりも2倍ほど大きく、また、男性の空間は女性のそれよりも2.5倍から3倍、大きいことがわかりました。

### ●人のなわばり意識

個人空間は常に一定ではなく、人と人との関係性により伸び縮みしますし、文化的にもパターン化されています。

例えば、現代の西欧人は全くの他人に触れられるのを好みません。万一ウッカリと触れてしまった場合には、謝ってすぐに離れるのが普通ですが、16世紀のフランス人は孤独を毛嫌いし、肘と肘がぶつかる目白押しの状態が大好きであったというのは、文化的にパターン化された好例でしょう。

動物は自分のテリトリーである「なわばり意識」を持っています。もしも自分のテリトリーが侵略されようものなら、威嚇し、攻撃し、ときには戦うこともあります。人間も動物ですから、動物のようにとまではいかなくても、無意識のなかに「自分の領域」を持っています。例えば、座席を確保していることを表す「目印」もその一種です。混み合っているカフェなどで、自分の席だと周りに知らせるためにバッグや帽子など、自分の持ち物を置いて表します。

また、人間の「なわばり侵犯」には次の３つのタイプがあるといわれています。

汚染　　レストランで出された食器が奇麗に洗われておらず、食べカスがついている

侵害　　自分の駐車スペースに隣の車が（はみ出して）止まっている

侵略　　カフェでトイレに行っている間に他人が自分の席に座っている

心理学では、この「なわばり意識」のことを個人空間（パーソナル・スペース）と呼んでいます。

ある大学の図書館で女子学生を対象とした調査がありました。自分の周りに誰も座っていない席を選んだ学生、つまり「独りでいたい」と思っている学生に対して、わざと近くの席に座って様子を観察したのです。

その結果、こちらの椅子を約30cmの距離まで近づけた場合に、近づけられた女子学生はすぐに素早く席を離れることがわかりました。

また、徐々に近づいてくる調査者に対して女子学生80人中およそ70％までが約30分後には全て席を離れていきました。そして、近づいてきた者に退去を求めたのはわずか１人だったのです。

このパーソナル・スペースは、相手が知り合いかそうではないか、自分が外交的な性格か内向的な性格か、自・他が男性か女性か、などによっても大きさや距離が変わってくることがわかっています。

## ●親密度や関係性と距離との関係

E.T.ホールはコミュニケーションの観点から、その親密度に応じた距離を大きく次の４つに分けており、その距離のとり方で、相手に対してどの程度の親密度を感じているかがわかるというものです。

| ①公衆距離<br>（public distance） | 大教室で講義をするとか、集会での演説に適した距離で、おおよそ360cm以上の距離が必要。ほとんどお互いに対して感情交流が見られず、利害や責務を感じない距離 |
|---|---|
| ②社会距離<br>（social distance） | 相手に触れることはできないし、顔の細かな表情は見て取ることもできない、一般的な言い方をすれば、個人的な関係のないビジネスを行う距離です。例えば、社交的な集まりとか、商取引、さらには各家族員がそれぞれ干渉されずにリラックスしたいときにとる距離で、120〜360cmの距離が必要です |
| ③個体距離<br>（personal distance） | この距離では、もはや相手の顔が歪んで見えることはありません。相手のプライバシーを守りつつ親しさを求めるときとか、公衆の面前で仲の良い夫婦・恋人同士が取る距離で、45〜120cmの距離が必要です。その中でも、45〜75cmの近接相の距離では、お互いに相手を抱いたり、捕まえたりでき、相手の表情から相互の関係や感情を読み取ることができます。75〜120cmの遠方相の距離では、両者が腕を伸ばせば触れることができる距離で、これ以上に離れると相手に触れることができません。この距離は個人的な話題を話すことができるぎりぎりの距離で、相手の体温を知覚することはできないが、オーデコロンを多用する民族では嗅覚は働きます |
| ④密接距離 | 愛情関係にある男女とか親子が取る距離であり、知らない他人にその範囲に入られると生理的な不快を感じるような45cm以内の距離です。その中でも、0〜15cmの近接相の距離にあってはお互いの顔は近過ぎて歪んで見えます。相手の体温や息遣い、匂いなどのすべてが伝わります。愛撫、慰め、保護、格闘のための距離であり、抱き合ったりして体温を感じ、匂いをかぐのがコミュニケーションの中心となります。15〜45cmの遠方証の距離にあっては、簡単には頭、足、腰などに手を回すことができませんが、すぐに相手の身体に触れることはできます。親しい者同士がひそひそ話をする距離で、その暖かさと匂いを感じ取ることができます |

● 距離の取り方によって変わる相手への認識

このように、対人関係において保つ相手との距離の取り方によって、自分や他者が目の前の相手をどのように認識しているかを知ることができます。

例えば、クライエントが密接距離の中に身を置こうとする場合、援助者に対して強いポジティブな感情を抱いている、非常に信頼を置いて打ち明け話をしたいというほどの気持ちを持っているなどと考えることができます。

このことを応用したものに喫茶店のテーブル配置があります。小さな喫茶店のテーブルは少し小ぶりなものが多く、周囲に気を使いながら向かい合って座って喋ると自然と顔と顔の距離が近くなります。つまり、個体距離から密接距離へと距離を縮めることにより長く喋り続けることに圧迫感を感じるようになるため、早く店から出ようという気持ちにさせることができるのです。結果として客の回転が良くなり、収益が上がることにつながるのです。

# 8. 時間

時間については、例えば約束した時間をきっちり守る「強迫傾向」が見られるパターン、あるいは全く時間にルーズで、約束した時間に遅れることに「無頓着」であるという二つのパターンがあります。

しかしながら、時間というものは、人とのつながりを維持するための"ツール"という面もありますし、社会生活を送っていくなかにあっては、不可抗力のために時間をきっちり守ることができない場面も生じ得ることです。あるいはまた、時間にルーズというのは、その人が育った社会、文化の影響を色濃く反映されるということもありますし、その地域性や文化のなかにあっては許されるものでもあります。

その意味でも、時間を守るから、時間にルーズだからといって、決してその人自身に対して「ルーズな人」、「いい加減な人」、「信用できない人」、あるいは「約束したことは守れる人」、「信頼できる人」といった評価を短絡的に与えるべきではなく、地域や文化特性を踏まえて理解する必要があります。得てして私たちは、クライエントに対してのみならず、時間にルーズさが見られる人に対しては、通常、即座に低い評価を下す傾向が見られますが、目の前の"ひと"がどのような地域社会・文化のなかで育ってきたかというバックグラウンドをしっかり把握したうえで、その人をアセスメントする必要があります。安易なラベリングはすべきではないのです。

言うまでもありませんが、クライエントに寄り添おうとする立場に立つ場合、信頼関係の構築を最優先すべきですので、「時間厳守」をすることは当然のことです。

# 9. 色彩

私たちがふだん生活している環境にはさまざまな色が使われていて、無意識のうちにその色が放つメッセージを受け取っています。ある調査によると、目を閉じた場合であっても色の違いを感じることができることが明らかになっています。それは、色の持つ熱量の反射や吸収の違いによるもので、明るい色は暗い色に比べて熱量の反射率が高いことなどが関係しています。

アメリカの「色彩研究所」はある面白い調査をしました。それは収入や学歴の違いによって、好む色に違いはあるのか?」というものです。

彼らの結論は、高収入・高学歴の人たちは、デリケートな色調を好み、貧困層・低学歴の人たちは鮮やかな色彩を好む傾向にあるとしています。さらには、感情をうまく処理できる人は薄い中間色を

選び、低収入などのために感情のはけ口を持つ機会が限られている人は単純な色、とくに暖色系の色を好むのだそうです。

　ファッションの色合いも印象に大きく影響を与えます。人によって「似合う色」があり、肌や髪の色と比べて「補色」がその人に似合う色の基本だといわれています。補色とは、色相環上の反対色のことで、両方の色を混ぜると白か灰色になる関係にあります。例えば、金髪には青色が、茶髪や黒髪にはベージュ、ココア色といった黄系統の暖色が似合うとされているのです。

　相手に与える印象を考慮し、自分の肌や髪の毛の色に合わせて洋服の色合いを決めるのも有効だといえるでしょう。

## ●色が与える心理効果

　最近では、目の錯覚が起きる「青と黒色」あるいは「白と金色」に見えるドレスが話題となりましたが、色が与える心理効果は「感じる重さ」にも影響します。

　ある倉庫で重い荷物を黒い箱に入れて保管していたところ、それを運ぶ作業員から「箱が重すぎて背中が痛む」と苦情がありました。そこで箱の色を緑色に塗り直したところ、作業員たちは「荷が軽くなった」と証言しました。

　その他に、飲食店経営の面で覚えておくべきとされる「色彩残像」があります。これは、赤い円型の紙を 30 秒凝視して、白い紙に視線を移すと、青緑色の残像が見えるという効果です。この色彩残像によって店を潰しかけたお肉屋さんのエピソードがあります。

　精肉とソーセージ類を販売していた経営者が、店内の雰囲気をオシャレにするために壁を明るい黄色に塗り替えました。すると翌週から売り上げが急落し、常連客でさえも買わないようになってしまったのです。その後、色彩専門家によって「壁を青緑色に塗り替える」という提案を得たため、その提案に従い塗り替えた結果、驚くことに売り上げが元に戻るだけではなく、過去最高の売り上げを記録したのです。売り上げが急落した原因は明るい黄色の内壁にあり、内壁の黄色から並べられているお肉類の赤色へ目を移すと、黄色の色彩残像である青が残ってしまいます。つまり青みがかった肉、つまり「腐った肉」のように見えていたのです。反対に、明るい青緑の色彩残像は赤なので、より美味しそうに見えるようになったからなのです。

# 本当に相手の方の"言葉"を理解できていますか？

**Key words**　言葉／関係構築／善き寄り添い人であるための条件／情緒的客観性／コミュニオン／アクティブ・リスニング／問題所有の原則

## ■言葉の理解は大切だが厄介な作業

### 1. "関係" の構築にすべてがかかっている

　人間とは、次の6つの条件をもった存在だと筆者は考えています。

①人間の体は自然界を構成する物質からなっています。よって人間の体は自然界の法則に従います。

②人間は、生物です。生物は全体性という原理をもち、外界に対して能動的存在です。

③人間は心身結合体であり、こころをもつことによってまさしく人間なのです。体はこころに働きかけ、こころは体に働きかけます。精神身体医学の存在理由がここにあります。

④人間は独立的存在です。独立するとは主体性をもつことです。主体性をもつということは自由をもつことです。自由とは、自分が自分であること、自己の信念に従い自分の判断によって行動することです。自分が自分を決定します。つまり人間は自由をもっています。自由であり得ることで、まさに人間なのです。しかも、人間は環境によって生かされています。

⑤人間は社会的存在です。一人だけでは生きることはできません。

⑥人間は自覚的存在です。人間は必ず死にます。死の問題を無視しては人間のことを十分には語れません。人間は死を自覚することによって初めて自己の存在を生々しく意識するのです。

　こころの痛みに寄り添おうとする私たちは、人間のもつこの6つの条件を考慮に入れながらクライエントと対峙することが必要です。

　さて、新約聖書ヨハネ伝1章1節に「初めに言葉があった」とあり、「全てのことは言葉によって規定される」としています。コミュニケーションの立場からすると、何も誰かに寄り添おうとするときだけではなく、どのようにクライエントの話していることに耳を傾けるか、どのようにすればクライエントが感じていることをこちらが察しとることができるか、そして寄り添える人だということをどのようにクライエントに伝えるかという手段を身につけておくことは、現代社会で生きて行くためにも不可欠なことではないかと思います。

　言うまでもなく、コミュニケーションは、一方的に言葉を投げかけるということでは成立しません。クライエントとの人間関係を絶えず素直に吟味しながら言葉のキャッチボールをしていくことが大切です。そのうえで、クライエントに何が欠けているのか、何が必要なのか、寄り添う側としては何を、どこまで関わるのがクライエントにとって最善なのかを常に考えておくことが大切です。とりわけ、クライエントがどのような気持ちを経験しているのか、何を考え、どのような行動を取ろうとしているのかといったことに絶えず注意を払っていなければなりません。

　つまり、クライエントが、情緒的、認知的、行動的という3つの面で、それぞれ適切に機能することができるように手伝うことが、寄り添ううえでのコミュニケーションのあり方なのです。

　しかし、そうであっても、実際にクライエントの情緒・思考・行動という3つの領域を、専門教育

を受けたことがない人が全部とりあげるということはできません。実は、対人援助を生業としている専門職であってもなかなか難しいことで、少し気を抜いてしまうと対人援助職自身の情緒・思考・行動とクライエントのそれらを混同してしまい、対人援助職が願うこと、望むこと、良いと思うこと、やりたいと思うことなどを、クライエントの願望や意図していることそのものだと勘違いしてしまう危険性があるのです。コミュニケーションの場では、自分のもつ価値観を絶対的なものと思わず、クライエントのもつ価値観なり問題を自分の尺度でのみ測ることがないように注意したいものです。

　もちろん、聴き手にとって自分の価値観は大切なものですが、まずはクライエントの価値観や考え方を尊重するという姿勢と余裕をもつことが最も望まれることなのです。

　さて、コミュニケーションを成立させるためには、二人の間に良い人間関係が結ばれなくてはなりません。

## 2.より良い関係を作るために必要なファクター

　より良い関係を作るためには、よくいわれるように、次の 6 つの要素が必要です。それは、

　①クライエントの話に耳を傾ける（傾聴）

　②クライエントの感情をくみ取る（共感）

　③会話を持続させる

　④こちらの判断・価値観を押し付けない

　⑤素直に謝れる姿勢が必要

　⑥クライエントと適度の距離を保つ

　しかしながら、一般的な良い人間関係を作るための要素と、こころの痛みを抱える人にとって最善の利益をもたらすための援助関係に必要な要素とは異なると考えます。

### ●寄り添える人であるための 1 つ目の基本的条件：共感できること

　クライエントの立場に立ってクライエントが見たり、考えたり、感じたりしているままに、聴き手もクライエントと同じように見えたり、考えたり、感じることができるという「共感できること」であり、その際にクライエントの気持ちを敏感に感じとり、理解しているということをクライエントに伝えることが重要です。懸命に「寄り添える人であろう」と努力している姿勢で聴き手が接することにより、クライエントは次第に自分の感じていることや考えていることを自由に話すことができるようになります。

　コミュニケーションを進めて行く場合には「クライエントの話に耳を傾ける」、つまり話の内容そのものに注意するとともに、「クライエントの感情をくみ取る」、つまり会話の内容の裏に隠れているクライエントの感情を把握することが必要なのです。

　話の内容を正確に理解するためには、クライエントの言葉を具体的にしていく必要がありますが、併せて言葉や文脈に含まれている感情について誤って汲み取らないようにするための"問い返し"を怠らないようにすべきなのです。

**Example**

長期入院中の患者を車椅子に乗せて散歩に出た際に次のような会話が交わされたとしましょう。

　患者「今、何時ですか？」

　スタッフ「二時半ですよ」

　患者「ああ、そうですか」

この患者は一体何を言いたかったのでしょうか。長い時間付き合わせているというスタッフへの遠慮があるのかもしれませんし、あるいは、長い時間散歩して疲れて来たので、もう帰りたいとほのめかしているのかもしれません。このことはそのときの状況のなかでなければ正確な判断は下せないことではありますが、会話の中で本当に大切にすべきことは、言葉自体に対する応答よりは、言葉の中に含まれているクライエントの感情に対して応答をすることなのです。

また、"安易な励まし"は会話の流れを遮断してしまいます。会話を持続させることによってのみ、クライエントの感情をより正確に理解するための情報を得ることができるのですから、極力"安易な励まし"は避けるべきです。しかし、私たちはついつい励ましの言葉をかけてしまう傾向にあることは否定できませんし、励まさなければならないときがあるのも事実です。しかしながら、精神分析的に言えば、励ましの言葉を乱用するときというのは、「この人の問題をこのまま聴いて行ったら泥沼に入っていってしまいそうな気がするしなあ……そうなるとしんどいなあ」といった困惑感情を持つようになったがために話を打ち切りたくなり、無意識のうちに"安易な励まし"を用いてしまうのです。つまり、すでに"逃げ"の態勢に入っているという、励ましの言葉とは裏腹な意味を明確に示してしまっていることになります。

ちなみに、筆者の吉川は「弱音を吐く患者に対する医療者の態度分析」を行っています。それは「もし目の前にいる患者が『もう、何をやってもうまくいかへんし、生きていても仕方がないように思えるわ。死んだほうがましやないかな……』と言ったとすれば、どのように反応されるでしょうか。深く考えずに、自然と出てくる言葉を思い浮かべてみてください。」という調査の結果に基づくもので、その分析結果は次の表のとおりでした。

## ●寄り添える人であるための２つ目の基本的条件：温かさがあること

温かさを具体的にいえば、クライエントをあるがままに受け入れ、関心や思いやりを示し、尊重することです。温かい人は、クライエントを頭ごなしに押さえ付けたり、自分の利益のために他者を利用することなく、クライエントの成長・問題の解決・安寧の向上といったことに関心をもっています。そのような聴き手の温かさに支えられて、安心して自分の問題を考えるようになるだけではなく、聴き手が指摘したことに抵抗する必要もないため、支持されたことに対して「やってみよう」と前向きな気持ちになることができます。仮に、クライエントが何かを試みて失敗しても、温かい聴き手ならば叱られない、見捨てられることはないという安心感があるので、思い切って新しいことに挑戦してみようという勇気が湧いてきます。

温かさを示そうと思えば、クライエントの言うことを一所懸命に聴き、関心を示さなくてはなりません。そういった聴き手の態度、姿勢、目付き、顔付きから、クライエントはこの聴き手には何を話しても大丈夫だという信頼が生まれてくるのです。当然、聴き手はクライエントの反社会的行動を認めることはしませんが、クライエントの人間としての尊厳と価値は尊重します。行為そのものに問題があったとしても、人間として大切な存在なのだという姿勢がそこにあるわけです。したがって、クライエントを「問題」とは考えずに、あくまで人間として尊重するのです。

しかし、会話を続けている間に、われわれの判断をいつの間にか押し付けてしまっていたり、あるいは、不用意にクライエントを傷つけてしまっていることがあります。クライエントは千人千様なのだから、と思って十分に注意しているつもりでも、いつの間にか押し付け、傷つけてしまっていることが往々にしてあるのです。そのときにはその事実をしっかりと認め、素直に謝るという姿勢を取ることが大切です。

表　弱音を吐く患者に対する医療者の態度（吉川）

| 評価的態度<br>（医師：30%　看護師：28%） | 励まし的態度ともいうがクライエントの言葉、感情に対して、正しい・正しくない、善・悪、あるいはする意味が有る・無い、適当・不適当といった判定を下すような態度です。結局は、「そんなことをしてはいけない」、「こうすべきだ」、「そんなアホなこと言わずに、もっと頑張りなさいよ」といった"判断"を下します |
|---|---|
| 解釈的態度<br>（医師：17%　看護師：5%） | 説得的態度とも言い、その中身は因果関係の説明です。それはこういうことからきているのだ、それは実際はこういうことなんだよ、「だから心配しないで」というような言い方であって、日常の生活の中でよく耳にします |
| 調査的態度<br>（医師：14%　看護師：29%） | 診断的態度とも言いますが、「どうしてそんな気になるの」といったようにいろいろと情報を求めるために、このこと・あのことについて説明して欲しいと要求するものです。口調を気をつけないと、事情聴取みたいな問い返しと受け取られかねません |
| 支持的態度<br>（医師：16%　看護師：13%） | クライエントが不安や恐れに襲われているとき、それを緩和して落ち着かせようとする態度で、「大丈夫、心配せんでいいですよ。これだけ痛みがあると皆、そうなりますよ。大丈夫ですから」というような言い方です。これは温かい同情的な態度といえます |
| 理解的態度<br>（医師：17%　看護師：24%） | クライエントが表現している感情、ショック、ものの見方、考え方などを、こちらが正しく理解できているかどうかを確かめようとするような発言。「あなたの言いたいことは、こういうこと？これ以上生きていても、どうせうまくいきっこない、そんな気になるということですか？」という言い方です。歪めることなく正確にクライエントの言葉のなかにある意味を受け取って行こうとする態度です |

　人と人とが存在する空間では、必ずお互いに何らかの影響を与えあい、感じあっています。しかし、「山アラシのジレンマ」のたとえ（木枯らしが吹きすさぶ夜に、二匹のヤマアラシがお互いの体温で暖め合おうとして近寄ったものの、近寄り過ぎるとお互いの針でお互いを傷つけあうため、お互いが傷つかず、しかもお互いの体温を感じられる程度の距離を保ちながら、夜が明けるのを待った）が示すように、お互いの間には信頼関係を維持するのに必要な心理的な距離は保ち続ける必要があるのです。

　他には、聴き手が聴き手自身のことをどのように評価しているかが、他者との交わりに必ず影響を与えます。それゆえ、聴き手自身が自らの価値を認め、他者からも尊重されていると思うことができれば、クライエントに接するときにもクライエントを信頼し、尊重するといった肯定的な態度で接することができます。しかし、自分は社会にとって役に立たない、価値のない人間だと思っている人は、他者に対するときも卑屈になったり、怖がったり、妬んだり、疑ったり、あるいは尊大に振舞ったりします。

### ●寄り添える人であるための３つ目の基本的条件：言行一致であること
　聴き手は自分の言動はもとより、自分の価値観や信じていることを絶えず吟味し、明確にし、理解するだけではなく、その限界や狭さ、あるいは欠点を素直に認めることを怠ってはなりません。聴き手は自分が意図しようとしまいと、クライエントにとって一種のお手本・モデルになります。だから

こそ相談を持ちかけてくるわけです。つまるところ、聴き手の持っている強さ、たくましさ、温かさ、やさしさ、父親的役割、母親的役割といった心理的な要素のなかから、クライエント自身として欠けていると思っている面や自分が身につけたいと願っているものを、意識することなくどんどん見習って取り入れていきます。また、ときには聴き手がクライエントを、自分の愛情や怒りをぶつける対象として使っていることすらあります。これを逆転移（p72 参照）といいます。したがって、もし聴き手が自分のあるがままの姿を認めることができないような人間であるならば、そして言行不一致ならば、クライエントは聴き手との関係のなかで、自らをあるがままに表すことができなくなってしまうのです。

　コミュニケーションの目指していることは、聴き手の価値観や判断をクライエントに押し付けることではなく、クライエントが自分自身をよりよく理解することによって、賢明な選択と決定を自らの力ですることができるようになることです。そのためには、聴き手が自分に対して正直であるとともに、クライエントに対しても素直であることが極めて大切なことなのです。


### ●寄り添える人であるための４つ目の基本的条件：挨拶ができること

　だからといって特別な挨拶の仕方があるわけではありませんが、クライエントに会ったときのほほ笑みかけ、椅子を勧めるときの動作、椅子に腰かけた時の態度・雰囲気に注意を払うことで、それに続く接し方の場面に「何かのお役に立てるものなら立ちたい」、「話を聴かせて欲しい」という純粋に寄り添いたいという気持ちを自然とクライエントに伝えることができるのです。


### ●寄り添える人であるための５つ目の基本的条件：面接時間の配慮ができること

　クライエントは、面接時間の長短で寄り添える人の好意の度合いや量で考えがちですので、あらかじめ面接時間を設定しておくことが望ましいです。まして、何らかの理由によって面接時間を短くしなければならないような事態が生じた場合には、クライエントは聴き手が気を悪くしたのではないかとか、自分は嫌われたのではないか等の不必要な心配をすることが往々にしてあります。それゆえ、あらかじめ面接時間が短くなる場合があることの了承を得ておくことが大切です。

　また、相談に乗る時間を長くすれば、それに比例して多くの大切な情報を得ることができるというわけではありません。たとえ短い時間であったとしても、クライエントにとって聴き手に理解してもらえた、聴いてもらえたという思いをもってもらえるような聴き方をすることこそが非常に大切なことなのです。つまり、長時間に渡りだらだらと尋ねるのではなく、かと言って短時間に何を尋ねるかということにポイントを置き過ぎることなく、たとえ短時間であったとしても、どのような態度・雰囲気で尋ねるかに十分に留意する必要があるのです。


### ●寄り添える人であるための６つ目の基本的条件（最も大切）：傾聴ができること

　日常生活にあっても、自分が話すことに対して誰かが一所懸命に耳を傾けてくれると非常にうれしいことですし、受け入れてもらっていると感じるものです。

　もちろん、援助者は、クライエントの話を聴いている際には無表情に聴いているのではなく、相槌を打ったり、クライエントの話す内容に応じて驚きや喜びを非言語サインを用いたりしながら、「あなたの話を一所懸命に聴いていますよ」ということを伝えることが重要です。

　ただ、クライエントの感情は言葉と非言語的な手段との両方で表現されるため、非常に複雑で把握しづらいです。とくに日本人の場合、幼いときから人前で自分の感情を無闇に表さないように躾られ

てきています。そのため、こころの中では腹が立っていても喜んでいても、それを意識的に抑え付けて、なかなか言葉で自分の気持ちを表現しないため、クライエントが本当に何を訴えようとしているのかを理解し、その背後にある気持ちを汲み取って「寄り添いたいと思っている人」であるということをクライエントに伝えることは、決して容易なことではありません。

## 3.コミュニオンの形成に向けて：アクティブ・リスニング

コミュニオンとは「愛による魂の絆」を意味し、人間の奥深くにある人間の存在そのものでつながり、調和して一つになることです。

例えば、人の手には指があり、その指一本一本は長い短い、太い細いなどさまざまに異なりますが、それぞれの指は、皆、一つの手の平につながっています。人間も同様に、一人ひとりを比べると容姿、成績や能力、学歴、職種、地位といった社会的要因、家柄といった地域的文化的要因などにさまざまな違いがあります。しかし、それらはこの世で一人ひとりが果たしていく "役割"、言ってみれば生きていく舞台のうえで演じる役に過ぎないのであって、一人ひとりは最も深いところ、つまりそれぞれ（上下、優劣でもってとらえることをしない）一つの大きな命と愛（＝神の愛）で結ばれているのです。これがコミュニオンの考え方です。

援助者もクライエントも、この世界を形成するうえではつながりあい、助け合う存在であり、また、不自然・不合理な事由では一人として欠けてはならない存在であるという考え方でもあります。

### ●傾聴の重要性

『神は、口は一つしか作られなかったが、耳は二つ作られた』という格言どおり、聴くこと、傾聴することの重要性はよく言われることです。

しかしながら、聴くことほど難しい、というより、聴こうとしつつもそれを邪魔するさまざまな要因が働くため、聴くことに集中することほど精神的エネルギーを消耗する行為はありません。

映画「ネバー・エンディング・ストーリー」の原作者であるミヒャエル・エンデが 1973 年に出版した童話に「モモ」という作品があります。物語の核心は、円形劇場跡に住みついた少女モモが、時間泥棒である灰色の紳士たちから「人間の時間」を取り戻すというストーリーですが、この物語が多くの人に感動を与えた要因は、モモの特殊な能力、「クライエントの話を聴く」能力でした。この物語の中で、作者のエンデは次のように書いています。

> 「モモに話を聞いてもらっていると、ばかな人にも急にまともな考えが浮かんで来ます。モモがそういう考えを引き出すようなことを言ったり質問したり、というわけではないのです。彼女はただジッとすわって、注意深く聞いているだけです。その大きな黒い目は、クライエントをジッと見つめています。するとクライエントには、自分のどこにそんなものが潜んでいたのかと驚くような考えが、すうっと浮かび上がってくるのです」（大島かおり訳）

つまり、考えを引き出すのでもなく、積極的に質問するのでもなく、ただ話し手に注目し、注意深く耳を傾ける、つまり、「傾聴」することで、話し手は自分で解決して行く知恵を出すことができるということです。傾聴してくれる人に話す時、人は自分の内面の見えなかった根の部分にまで光を当て、今まで出なかった知恵を汲み出して行くことができるのです。

この傾聴の重要性を殊に強調したのは、R.シュタイナーでした。シュタイナーは、他人の言葉に耳を傾ける際の望ましい在り方は、「自分自身の内なるものが完全に沈黙するようになる習慣を身につけることだ」と言っています。しかも、「身につけるためには、高邁な知識も理論もいらない、ひた

すら練習あるのみである」とも言っています。その第一歩として、まず「聴くということを自分のこころの中に決めること」、そして、「今までその人に抱いていた先入観、予備知識、年齢、性別、社会的地位、ある程度知っている性格、あるいはその人に好意をもっているとか、性に合いそうもない苦手なクライエントのようだという予感、そうしたものすべてを、ともかく脇に置いてしまう」というのです。

つぎに、「自分のこころを沈黙させること」。言い換えると、人の話を聴いている最中に湧き出てくる判断・思いなどを沈黙させることと言えます。つまり、人の話を聴いているうちに"そうだ"とか"それは違う"とか、"それは良い"とか"悪い"といった賛成・反対の判断とともに自分の体験などが頭に浮かんでくると、それらが自分の中で大きな位置を占めてくようになってきます。すると、クライエントの話が入ってくるスペースが狭まってくるため、聴き入れる内容の取捨選択が起こってくるのです。

しかしながら、こうした反応が起こるのは人間として自然のことだけに、聴くという態度を決めた瞬間、そのような判断が頭を占めないように準備と覚悟をしておくことが大切です。

## ●アクティブ・リスニングの5原則
　・批判しない
　・同情しない
　・教えようとしない
　・評価しない
　・ほめようとしない

## ●受容・非受容
アクティブ・リスニングとは、ただひたすら耳を傾けること。それによって話し手をありのまま"受容"することです。

しかし、現実には、一人ひとりが受け入れることができる領域（capacity）は異なっており、しかも、自分が本心から受け入れることができる領域を超えて受容することはできませんし、無理にしようとすることは決して良い結果を招きません。

ちなみに、"受容"（受け入れる）とは、クライエントの言うことを「肯定」することとは異なります。例えば、友人が「B君を誘うのをやめよう」と言ったとします。そこで、「そうだね、やめておこう」と答えるならば、肯定したことになり、受容したことにはなりません。この場合の受容的反応とは、「なるほど、君はB君を誘いたくないんだね」と応じることです。

また、例えば子どもが「算数の勉強なんかしたくない」と言ったとします。そこで「したくなければいいよ」という肯定や「そんなことを言わずにやりなさい、頑張りなさい」という命令・励ましをするとすれば、アクティブ・リスニングではこれらをすべて"非受容的"とします。この場合の受容的反応とは、「そうか、算数の勉強がしたくないんだね」と応じることです。

言い換えれば、受容とは、クライエントの言うことを認める、肯定することではなく、"非受容の言葉"、例えば「命令、指示」「注意、脅迫」「訓戒、説教　忠告」「解決策などの提案」「講義、講釈」「判断、評価、批判、反対」「非難、馬鹿にする、辱める」「解釈、分析、診断」「激励」、「中止宣言」などの言葉を返さないことといえます。

非受容の言葉が問題になるのは、非受容の言葉が話し手を受け入れることになるのではなく、クラ

イエントを変えようというこちらの意志を示すことになることです。人が人の相談に乗るということは、それが深刻であればあるほど、私たちのこころの余裕を奪い、私たちのこころに沸き起こってくる不安や怖れから逃れるために、評価やアドバイス、非難などをしようとしてしまうのです。つまり、人を受け入れることができるか否かの能力の大部分は、聴き手のこころの状態にかかっているのです。ただ、極端に受容的であったり、非受容的であったりすることはなく、両者の間を往ったり来りするものです。

　そこで私たちは、揺らぎの少ないこころを育てて行く必要があります。そのためには日常から自分のこころの動き・揺らぎを見つめ、それに気づくことが大切であり、そのことが内面の穏やかさや集中力、直感力などを活かし、クライエントの気持ちを"聴く"ための第一歩となるのです。

　あなた自身が悩みを聴いて欲しいと思うとき、「だから、～が君の問題なんだよ」とか「君は～をこころがけるべきだ」といったお説教や忠告を期待しているのでしょうか。もし、何らかのアドバイスが欲しいと思って相談したとして、出てきたアドバイスに従って行動を起こしますか？　知っておいて頂きたいことは、人は自らの非を指摘されると 100%拒否的になるということです。もっとも、全能の神ではないあなたが人の非を指摘できると思いますか？

　確かに、なかには、早く苦しみから逃れたいと思う余り解決方法や直接的なアドバイスを求めて相談に来る人もいます。しかし、このようなクライエントは、すでに自分なりの答えを持っていて、その答えに見合った指示・意見が欲しいのです。つまり、保証が欲しいので、クライエントの期待や考えに添った指示・アドバイス・回答が返ってこないと、耳を傾けることはしません。一見、受け入れたような反応を見せてはいても、頭やこころの中では醒めています（右の耳から左の耳へと聞き流しています）。

　クライエントと援助者とはすべてにおいて異なります。宝くじのようにたまたま行ったアドバイスや指示が的を射たとしても1回限りのものであり、しかもそれを普偏化させる力はクライエントにはついていないため、将来直面することになるさまざまな問題には対処することができません。

　相手が成長することが伴っていてこその援助・支援です。成長することなく同じレベルの解決能力しか備わっていないのであれば、それは援助者側にとっての独りよがりの援助、自己満足の援助の提供しかできていないことの証明となります。

　話し手が何らかの相談をするとき、聴き手は水、光、空気であり、話し手は種であり土壌です。どのような種を蒔き、どのような花を咲かせるかはあなたに相談を持ちかけて来るその人にかかっているのです。決してあなたの知識や知恵、好みで決めるものではなく、また、手っ取り早く自分好みの花の苗を買って来て植えてしまうようなことをすべきではありません。あなたの人生ではなく、クライエントの人生だから、クライエント自身が決めるべきことです。

　つまり、個人差はあるものの、問題をどのように解決するか（どのような花をどのようにして咲かせるか）の能力は、クライエントそれぞれがかならず秘めているのですから、その能力をフルに発揮しながら徐々に対処するという自己実現のプロセスをバックアップするのが"寄り添う"者の責務だということになります。

## ●アイス・ブレイキングとフィード・バック

　「受容」はクライエントに伝わらなければ意味がありません。受容の気持ちを、言語や態度で積極的に話し手に伝えることが大切です。それによって、建設的な影響をクライエントに与えることができ、クライエントのもつ問題解決能力を引き出す効果も高まるからです。

「受容」されていることを感じてもらうには、話し手が話したくなる雰囲気を作り出すことから始まります。それを作り出すためのプロセスを T.ゴードンは「こころの扉を開く（ice-breaking）」と呼んでおり、以下のような流れになります。

　　・話を聞かせて欲しいとクライエントのこころをノックするような視線・態度をとる
　　・「そうか」、「ふーん」、「なるほど」等の prompter を用いる
　　・「そのことについて君はどう思っているのか、話してみて」、「その話をもう少し聞きたいね」、「何か言いたいことがありそうだね」、「君の意見・思いを聞かせて欲しい」

　このようにして開かれたこころの扉をできるだけ長く開けておき、より深い成長につながるようにコミュニケーションをするためには、聴き手が話し手の語る言葉を受け止め、それを簡潔明瞭化して返す、"フィード・バック"作業が必要です。

　フィード・バック作業と言うのは、聴き手は話し手の言葉を受け止め、クライエントの言葉の意味をより明確にして、理解したことを話し手に向かって言葉として返すことをいいます。もし、きちんと理解できているかどうかに不安があるときには、「あなたの話をこんなふうに理解しましたが、その理解でいいのか確認しておきたいのですが？」とか「それはこういう意味でしょうか？」と返すことで修正を図っておくことが大切です。また、その問い返しこそが傾聴していることの証でもありますし、「できる限りあなたのことを理解したい」という姿勢の証しにもなることから、信頼関係を構築するうえで非常に重要な反応であるといえます。

　つまり、フィード・バックの効用は、

①どんなに熱心に聴いても、他者の話を完全に理解することは不可能に近いことです。しかし、フィードバックを繰り返すことで、誤解や思い込み、勘違いを最小限に止めることができます。
②聴き手が正確に話し手のメッセージを理解し、それを言葉で表現すると、話し手の方もそれを受け止め、自分の問題を僅かながらでも客観的に眺めることができます。

## ●問題所有の原則

　アクティブ・リスニングにおいて、話し手は川を流れて行く花束に、聴き手は花束に寄り添いながら一緒に川を下る小舟の船頭にたとえられます。

　船頭は、花束が広い自由な大海に出るまで、途中、何かに引っ掛かって枯れてしまう恐れがあるような場合は抜け出るために必要最小限、手を差し伸べることはあっても、ただただ花束が川の流れに乗って行くのに寄り添っていきます。決して船頭は花束が川の流れに自然に乗って大海まで行きつけるようになってまでも手を貸しつづけることはありません。

　このように、聴き手は、問題を引き受けて解決策を探すのではなく、「この問題は話し手の持ち物で、解決法を探し出し、用いるのはあくまでも話し手自身である」と肝に銘じておかなければなりません。これが「問題所有の原則」です。

　相談を受ける際、クライエントが依存心をあなたに抱いていることを感じるがゆえにクライエントを助けてあげるべき立場であると（勝手に）考えてしまって、往々にしてクライエントの悩みを引き受けようとしてしまうのも、人の情としてはあり得ます。

　しかし、それでは、話し手自身が問題の本質を見据えるところまで達していなくても、一刻も早くクライエントの問題から手を切るために、聴き手の理解・主観に基づいた解決策で手を打たせてしまおうと考えることは自明です。また、思うように動かないクライエントに対しては否定的な感情を持つに至ってしまいます。

　えてして、「困っている人を助けたい」という思い先行で、クライエントの能力（知的能力・判断力・身体能力）とその時の感情の状態、クライエントを取り巻く社会的状況についての十分な調査・診断・評価を行うことなく、「手を貸そうとする」"こころ優しい" 人がいることに気づかされます。しかしこの姿勢は、クライエントによっては「大きなお世話」であり、クライエントの心理・社会的成長を妨げる厄介な行為であることを、強く意識しなければなりません。

## ■言語コミュニケーション

### 1.効果的な援助のための基本的要素

　W.H.コミアーらは「効果的な援助のために」は、知的能力、エネルギー、融通性、サポート力、善意、自己覚知の 6 つの特質を備えていることが必要であると述べています。よく援助の仕事をする人は、温かさ、やさしさに溢れていれば良いというように思われがちですが、このような資質だけではクライエントに寄り添うことはできません。

#### ●知的能力

　単に知能指数が高いとか、世間で言われる一流の学校、偏差値の高い学校を卒業したとか、成績が優秀であったというようなもので測ることができるものではなく、人の持つ「さまざまな角度、視点から考えることができる力」を指しています。

　例えば、長期の在宅介護を必要とするクライエントとその家族にとって、どのようなサービスが最も適切であるのかを考え、それらのサービスをクライエントに提供する際にも一人ひとりが持つ固有の歴史や家族形態、価値観を考慮に入れ、クライエント一人ひとりに最適なサービスとその提供の仕方を考えていくように努めなければなりません。

　また、例えば、入所者が徘徊をして介護者の目が届かず、危険だし、ケガなどされると大ごとだからベッドに縛り付ける（拘束する）ということが、かなり一般的に行われていることが社会問題化しました。そもそも、「徘徊→身体拘束」という問題の解決方法しか見つけることができないというのは、徘徊するということの問題の本質と、一人ひとりが持つ意味をとらえようとしないこと、また、管理上、安易な方法を選択してしまっているとすれば、そこに問題があるといえます。

　臨床的に言って、身体拘束が適切な処置である場合も無きしも非ずだと思いますが、徘徊をするという問題の原因がどこにあるのかを見つけようとする努力をせず、安易に身体拘束に流れていたとすれば、その安易さこそが問題なのです。

　つまり、「考えながら仕事をしているか」、「仕事に関して知的好奇心を持ち続けているか」ということによって、この能力の如何が問われてくることになります。

#### ●エネルギー

　困難を抱えているクライエントに会ってその話を共感を持って聴くことは心理的な疲労を伴うことです。一人ひとりの高齢者に真剣に対応すれば疲れるから、職場にいる間はその人たち一人ひとりに関心を払うのは止めようという看護師やスタッフがいたとすれば……この人たちはエネルギーの使い過ぎをしない工夫をしているのかもしれませんが、これは程度の問題です。

　援助者といえどもスーパーマンやスーパーウーマンになろうとする必要はありません。

　エネルギーをうまく使う方法を知っていることは大切で、困っている人がいるからと言って自己犠牲を払い、過労で倒れるまでクライエントのために寄り添おうとすることは、不適切な行動といえま

す。

　大切なことは、自己破壊することなく援助に必要なレベルのエネルギーを保てること、そしてその
エネルギーを安定して使えることなのです。


## ●融通性（柔軟性）

　同じように見える問題を抱えていたとしても、クライエントのそれぞれの顔や能力が違うように、
その人たちを取り巻く環境、問題に対するとらえ方や対応力も違うはずです。

　それゆえ、寄り添う側も対応をワンパターン化せず、個別化して対応すること、つまり、一人ひと
りのクライエントに応じた適切な対応や援助方法を見つけ出すことのできる融通性が必要です。


## ●サポート力

　クライエントをサポートする力です。さまざまな場面で出会ったクライエントが、「この人は信頼
できる、頼りにできる」と感じ、あなたの援助から「希望が見出せる」と思えるようなサポートを提
供できる力が必要とされます。

　このようなサポートは、あなたの知識、技術、コミュニケーション力、援助における真摯な姿勢と
いった要素ででき上がっているといえます。


## ●善意

　善意は、他者に施しをするとか慈善といった行為とは異なるもので、真にクライエントの利益にな
ることを願って"最善"の援助をしたいという気持ちを持っていることです。


## ●自己覚知

　これは、自分自身をより客観的に見つめることのできる力です。そして、さらにその客観的な理解
を自分の向上のために使うことができる力となるものでもあります。

　効果的な援助のためには、自分はどのような価値観、思考の傾向を持っているのか、今、クライエ
ントやその相談内容に対して、どのように思っているのか、どのようなクライエントのタイプには好
意的で、どのようなタイプのクライエントには苛立ちを覚えがちなのか、自分はクライエントからの
評価を常に気にするのか、クライエントから常に尊敬してもらえる存在であるべきだと思っているの
かなど、自分の特徴や傾向を絶えず冷静に振り返り、援助の障害になっている自分の考え方や行動を
必要に応じて軌道修正できることが大切なのです。

　"傾聴すること"、つまり、他人の言葉に耳を傾ける際の望ましいあり方として「自分自身の内な
るものが完全に沈黙するようになる習慣を身につける」こと、そして、それを身につけるためには、
高度な知識も理論も要らず、ひたすら練習あるのみなのです。その実践の第一歩としては、自らのこ
ころの中に「まずは聴く！！」ということを決め、クライエントに対して抱いている先入観、予備知
識、年齢、性別、社会的地位、性格、さらにはクライエントに対する正・負の感情などを、一切合財、
脇において、「ひたすら耳を傾ける」ことです。

　つぎに、自分自身のこころの動きを鎮めること。言い換えると、人の話を聴いているときに自然と
生じてくる感情の動きや判断、さまざまな雑念を鎮めること、となります。

## 2.面接で避けたい応答パターン

　D.H.ヘプワースと S.A.ラーセンは、対人援助における言語コミュニケーションについて述べるなかで、クライエントと専門援助職がよりよく言語コミュニケーションを進めていく際に、それを妨げる働きをする 15 の表現を紹介しています。15 の表現とは以下のとおりです。

#### ①道徳的・説教的な表現をすること

　「そんなことをすべきではなかったんですよ」といった形の表現で、クライエントが罪の意識を感じたり後悔したりするような応答をすること。

#### ②説得や理屈の通った議論

　クライエントは正しいことが何かは知っているけれども、それを受け入れられない何らかの事情があって相談にくることがよくあるものです。

#### ③時期尚早の助言や提言、解決方法の伝達

　クライエントから十分に状況を聞かないで、援助者が考える「一般に正しいと思う」やりかたを押し付けることになります。

　「頭が痛い」という訴えのみを聞いて「この薬をお飲みなさい」と処方する医者がいないように、援助者も十分にクライエントの状況を理解するだけの時間を取ることなく「ショートステイはどうですか」などと言ってはいけないことを自覚すべきです。

#### ④分析、診断、劇的な解釈

　「それは，××とよばれる行為ですね」等といった診断を行ったり、クライエントの行動を解釈することが、一体、援助するうえでどのような意味があるのかを問い直す必要があります。援助者のなかで、もちろんある種の診断や解釈が行われることがあるかもしれません。しかし、それをクライエントに伝えるのであれば、その伝達された内容が問題の解決軽減に役立つという確信がなければならないはずです。

#### ⑤根拠や意味のない「再保証」および「同情」、「いいわけ」

　選択的に、かつ、その理由が明確なときに時宜を得た使用をすれば、再保証はクライエントに希望を与えたり安心感をもたらしたりします。しかし、根拠もなく「明日になれば元気が出るよ」と言うことは無責任であり、かつ自分がクライエントの問題に直面することを避けていることにもなります。

　また、「本当にかわいそうに……」などという同情は、クライエントをなおさらみじめな気持ちにさせる可能性があります。クライエントが求めているのは同情ではなく、「困っていること」を一緒に解決するために歩んでくれる援助者です。クライエントは時として、一緒に「悲しんでくれる人」を求めていることがあります。しかしそのときでも、援助者がクライエントに対して示すのは「同情」ではないはずです。

#### ⑥クライエントの問題を軽く見せるような皮肉やユーモアの使用

　援助者は相談に乗っているときに「また同じような悩みだよ。こんなことで何で悩むんだろう。考え過ぎなんだよな」等と、ついつい思ってしまうことがあるかもしれません。

援助者は、似たような問題をクライエントから繰り返し聴いているうちに感覚がマヒしてしまい、クライエントにとっては一つひとつの問題が独自の問題で、重要な問題である、と考えることができなくなってしまっているのかもしれません。そのようなときにはついつい皮肉っぽく「あなたは～が問題だと思っているんだよね、私にはそうは思えませんが」と言って、暗に「そんなことを思うのは、あなただけじゃないの？」というメッセージをクライエントに送ることをしたりします。

　場合によってはその指摘は的を射たことかもしれませんが、しかし、援助者はその指摘が事実であるということをクライエントと話し合うなかで確認をし、クライエントが自分でそのことを理解し、受け止めていけるように支援することが必要なのです。そして、そのことが「面接の専門性」につながるのです。

　ユーモアの使用にも注意を要します。ユーモアを面接のなかで使うことが役に立つこともあります。ただそれは、クライエントに対する理解が十分に進み、両者がそのユーモアをプラスに使っていけると確信できているときのみ使えるものです。ユーモアというものは、その受け手がそれを楽しめるときにのみユーモアになるもので、送り手の独りよがりなユーモアは、全く意味も価値もありません。

### ⑦判断、批判、非難

　クライエントの言動に対して「正しい、正しくない」と援助者が決めることで、かえってクライエントを防衛的にさせてしまいます。

### ⑧おどし、警告

　「×××しないと、あとで後悔するよ」などといった表現は、クライエントをおどしていることになります。この表現がもつ危険性は、援助者が事の「善・悪」を明らかに判断し、そしてそれを提示していることです。さらに、クライエントが援助者の判断に従うように強要しているということです。

### ⑨質問責め（同時にいくつもの質問をすること）

　アセスメントの段階などで、クライエントからもっと多くの情報を聴きたいと思うときもあります。しかし、援助者がクライエントの気持ちを考えることなく、また、考える時間を与えることなく次から次へと立て続けに質問をしたり、一つのセンテンスに二つの質問を入れたりすると、クライエントは質問のどの部分に応答したら良いのかわからなくなってしまいます（漠然とした反応しか返ってきません）。

### ⑩誘導尋問

　裁判の場でよく耳にする用語ですが、これはクライエントがある方向に答えるように誘導するような問いかけのことです。クライエントがまだ十分に考えを固めていないにも関わらず、援助者のほうで自分が期待する「答え」をクライエントが出すように水を向けることがあります。自分の思う方向にクライエントを導くことで、優位性を保とうとする心理が働いています。

### ⑪不適切に、あるいは過度に話を遮ること

　援助者は、面接を進めるなかでクライエントの話にまとまりがないとか、話がどんどんと逸れていくために話の流れを戻さなければならない事態に遭遇することがあります。しかし、「今、どうしてもそれが必要」という判断をした場合に限り、流れを変える、話を引き戻すことを行うべきです。そ

して、その場合にはクライエントの話の流れを中断することになるので、流れを変える、引き戻すかについての理由をクライエントに説明をし、納得してもらいましょう。

　例えば、夫の介護相談にきたクライエントが、すでに亡くなっている姑からどれだけひどい仕打ちを受けたかということを延々と述べたとします。この話は、クライエントの夫の介護にも関連してくる過去の出来事であり、無視すべきことではありません。しかし、このままであれば、夫への介護問題に対する援助の方向を検討するのに必要な情報を得ることができない危険性があると思ったときには、「姑に対する怒りや腹立ち」を十分受け止めたうえで、そのことが今後の夫の介護に関してどのような影響をもっているかという話に焦点を移していく必要があります。

### ⑫会話の独占

　これは、援助者が閉ざされた質問（ハイ、イイエで答えることができる質問）などを繰り返すことで、一方的に面接でのやりとりの主導権を握ってしまうことを指します。その結果、援助者は「尋ねる人で、問題の解決・軽減を図る主導権をもった人」、クライエントは「尋ねられたことに答える人で、援助者の考えに従う人」という図式が生じてしまうことになります。問題の解決・軽減を図る主体は、クライエントのはずです。

### ⑬受け身的な応答

　相談援助の面接にあっては、援助者はクライエントの話を聴きながら、クライエントを取り巻く状況とその状況に関連するクライエントの考えや思いなどをより深く理解するように努めなければならず、援助者は「受け身」でいるだけでは成り立たないのです。

　クライエントの問題の中核を理解するうえで重要な事柄が話されたときには、その内容を「深める」ことができなければなりません。もっとも、重要な事柄であるかどうか即座に判断できなければ深めることもできません。

　この受け身の面接の典型的な例は、クライエントが言ったことを何の吟味もせず、鵜呑みにしようとする場合にみられます。面接の技法を学び始めた学生たちの一部のように、とにかくクライエントの話すことを「はい、はい」、「ええ、ええ」といって、十分に理解できているかどうかの確認もせず、極端に言えば聞き流しているような中身のない面接をしたりするのは、話をしてくださるクライエントにとっても失礼な話です。

### ⑭社交的な会話の助長

　相談援助の場面では、日常の場面では口にできない、口にすることをためらうようなことまでも言語化することを求められます。クライエントにとっては辛く苦しい状況に置かれることになりますし、そのような言語化された内容に対しては、当然、援助者といえどもこころが揺さぶられたり、責務として普通以上に深く考える必要に迫られることになります。その責務を果たす覚悟があってこそ、クライエントのその辛さ、苦しさを共有することができることになりますし、そのような深い関わり方が生じるところに「誰にでもできる」ものではない「専門的な相談面接」の価値があるのだといえると思います。しかしながら、このようなクライエントの辛さ、苦しさを共有する覚悟を避けたいと思う傾向があるのは事実ではないでしょうか。とくに医療の場でも、カウンセリングの場でも、「いちいちクライエントの気持ちを思いやっていたら、体もこころも持たなくなってしまう」という言葉を耳にしたりすることがあるように、です。そのため、自分自身の心理的エネルギーの消費を可能な限

り抑えるため、面接での話題を「安全で」「安心できる」程度のものに留めようとしたり、クライエントがより深く自分を表現しようとすることを妨げるような「社交的な会話」に終始しようとすることがあったりするのです。

　これは、援助者にとってはプラスのことかもしれませんが、クライエントにとってはマイナスの影響をもたらすのみの関係に陥っていることを、しっかり認識する必要があります。

⑮クライエントの話のオウム返しや同じ表現の繰り返し

　クライエントが表現したことの"繰り返し"をしたり、"言い換え"をしたりする、いわゆる"オウム返し"は面接技法として存在します。しかし、この"オウム返し"を自動的に用いられるとなると、クライエントにとっては実に耳障りなものとなります。また、いつもいつも同じ表現を口癖のように用いられていると、これもまたクライエントにとっては耳障りなものなのです。そればかりか、援助者にとっては、クライエントの話を聴いていてもいなくても"オウム返し"で済ませることができるわけですので、クライエントにとって援助者に対する信頼を持てなくなる（ラポールが損なわれる）ことにつながる可能性が高くなるということに注意するべきです。

## 3.援助者の情緒的客観性

　私たちは、一人ひとり、価値観が異なっていて当たり前のはずですが、その自明の理を忘れてしまい、「価値観の違う人と話をするのは難しい」と悩む人がいます。しかし、寄り添うことを意識しているのであれば、自分と異なる考え方をする人とも話し合って、クライエントがどのような理由でそのような考え方をするようになったのかを知る努力は必要です。

　その際、自分が受け入れることができない考え方や価値観を受け入れているフリをするのは止めるべきです。個別化しながら「無理せず」にクライエントとコミュニケーションを取ることができれば、あなたはその役割を十分に果たせたことになります。

　クライエントとの価値観の違いを乗り越えて寄り添っていくために、私たち自身ができることは色々とあると思います。今までの固定した価値観から自由になることもその一つです。そのためには自分をクライエントの置かれている立場にいったん置いてみて、そこでもう一度自分の価値観を問い直してみることでできます。

　自分の価値観の是非を問うべきではありませんが、しかし、クライエントの価値観がとても受け入れがたいものであれば、クライエントにそのことを正直に話すことで、固定した価値観から自由になれる糸口がつかめるかもしれません。

<table>
<tr><td>第<br>**6**<br>章</td><td>## 寄り添うために不可欠な<br>## "四次元的思考"</td></tr>
</table>

**Key words**　四次元的思考／聴き手の 7 つの注意点／先入観／転移／逆転移／傾聴／受動的傾聴／反映的傾聴／積極的傾聴

## ■四次元的思考

### 1.四次元的思考について
#### ●面接時に同時に遂行すべき 4 つのこと
　援助者はクライエントと面接を行う場合、

> ・クライエントの話すことを受け止め、理解する
> ・話の内容とそこに含まれる感情を受容し、言葉できちんと返す
> ・クライエントの発するさまざまな非言語サインを認識し、理解する
> ・クライエント/援助者双方の言語・非言語サインを記憶する

という四次元のことを同時に遂行する必要があります。

　その理由は、援助者はクライエントとの会話において、クライエントが伝えようとするメッセージの内容を全力で理解しようとするとともに、そのメッセージに含まれる感情に対して適切に応答しようと努めたとしても、クライエントへの応答が適切なものであったかどうかをクライエントの言語・非言語サイン、とくに非言語サインを通して客観的に評価する必要があるからです。

　ただ、客観的な評価ができるためには、クライエントとの間に適度な心理的距離を保つことができること、また、クライエント自身の感情を絶えず確認しようと努め続けることが大切です。また、非言語サインも含めた対話の内容をできる限り具体的、かつ、正確に記憶できるようにすることは、面接内容や援助関係などに関する振り返りを行って軌道修正を図っていくうえで不可欠なことです。

#### ●面接時の記録について
　ちなみに、対話の内容を忘れないようにと記録を取りながら面接をすることは、情報収集という点で確実性を高めることにはなりますが、面接そのものの進行によどみをもたらす結果を招くばかりか、クライエントとの信頼関係を構築するうえで支障をきたすことが多いものです。

　もし、面接の途中で、その情報量の多さや複雑さで頭の中が混乱をきたすと思ったときは、途中からでもメモを残す必要性を感じると思います。その場合、基本は自分の五感を通して入ってきたさまざまな情報を記憶することですので、"文字や文章" としてメモを残すのではなく、後で振り返って見直したときに思い起こすことができるような記号や最初の文字だけのメモを残すようにしてください。正確にメモを残そうとすると、当然、クライエントから目を離すことになり、クライエントが発する非言語サインを見落とす・見逃すことにつながり、メモの信ぴょう性が乏しくなってしまいます。できる限りクライエントから目を離さないようにするためのメモの取り方を、各自が工夫するこ

とが大切となります。

　もっとも、これらの能力は繰り返し練習することで身につけることが可能ですので、ふだんから意識して取り組もうとすれば、確実に上達できるようになります。とはいえ、このような簡単なことではあっても、日々続けることはなかなか難しいものです。しかし、続けることは何て難しいことなんだ、ということを知ることは援助者としては非常に大切なことです。それは、行動や思考を変える・幅を広げることで問題を解決・軽減できることを頭では理解できたクライエントがなかなか行動や思考を修正することができない、ということを許容でき、待つことができるようになるからです。援助者もクライエントも同じ人間ですし、五十歩百歩の人間なのです。

## 2.四次元的思考をするうえでの聴き手としての7つの注意点

　ここでは、四次元的思考をするうえで聴き手として注意するべき点を挙げ、続いてそれぞれの注意点について具体的に解説をしていくことにします。

　①先入観を持たずにクライエントの話に耳を傾けるように努める

　②日常会話とは違うということを意識する

　③生き生きとして注目する

　④第一印象の功罪に気づく

　⑤クライエントが紆余曲折を経て本題の話に入る（戻る）のにどれくらい時間を要するかの見通しをもって聴く

　⑥天狗になったら失敗する

　⑦自分の限界を知る、わきまえる

### ●先入観を持たずにクライエントの話に耳を傾けるように努める

　これは、援助をするに際して"先入観（バイアス）"を持たずに接することを意味していますが、実は、非常に難しいことです。それは、私たちは初めて会ったその瞬間、お互いの姿・形などからさまざまな先入観を持つからです。さらに、知らず知らずのうちにクライエントのふるまい、言葉づかい、服装、話の内容や口にした感情などから"先入観"の上塗りを繰り返し、分厚くなった色眼鏡を通してクライエントをとらえようとすることが多くなっていきます。

　例えば、「以前、付き合っていた人と雰囲気が似ている」から「優しそう」、あるいはまた、「前の職場にいた上司に似ている」から「感情的になりやすそう」とか「自己中かも」といったような印象まで、さまざまな先入観をお互いが抱いてしまうのです。

　それは、先入観自体、それぞれの人生の中で出会った人との経験を踏まえたものであり、自然と身についてしまった価値観に基づくものなので、抱いてしまうことはやむを得ないことではありますし、人間である以上、先入観を抱くこと自体をコントロールすることは難しいものです。しかし、少なくとも寄り添おうと思っている人は、「今、私はクライエント（自身やその話）に対してどのように（否定的？肯定的？）思っているだろうか」など、絶えずクライエント（自身やその話）に対して"決めつけ"、"思い込み"を持って接していないかどうかを自覚する作業を行うべきです。それにより、先入観を抱くことにより生じる弊害（クライエントに最善の利益をもたらさないという結果そのもの）を最小限に抑えることが可能となります。

### ●日常会話とは違うということを意識する

援助に焦点を当てた関わりは、ふだんの生活場面において持つ関わりとは異なっています。端的に言えば、「援助者は答えやアドバイスを提示しないようにするのが原則」という点です。

あえて「ようにする」と付記したのは、臨床においては即座に答えを提示することが必要な状況や場面があり、「提示しない」ことに固執してしまうことによって、クライエントを一層混とんとした状況に陥らせてしまう場合があるからです。あくまでも、焦って解決方法を提示しようとするのではなく、できる限りクライエント（の話）に焦点を当てて聴き、クライエントの置かれている状況、クライエントの抱いている感情の吐露による明確化を図り、それをしっかりとクライエントにフィードバックすることにポイント置きます。これを"焦点合わせ"といいます。

ただ、焦点合わせをするためには、クライエントの持っている能力（潜在的、顕在的）に対してアセスメント（適宜評価をすること）を繰り返し行うことで、的を射たアセスメントへとつなげることが必要ですし、それに基づいたフィードバックの内容と量を工夫するという責任性と柔軟性をもつ必要があります。

ちなみに、アセスメントを繰り返す理由は、最初に行ったアセスメントにこだわったままでは、援助介入するごとに繰り返し変化・成長するクライエントの"力"を見誤ってしまうからです。

### ●生き生きとして注目する

"生き生きとして"というのは、常にクライエント自身やクライエントが"問題"と考えていることに引きずられることなく、曇りのない目でクライエントに接し、クライエントの話に耳を傾けることです。その結果、クライエントは自らの思いを十分に口にすることができ（感情の吐露）、吐露された感情が外気によって冷却されるため、クライエント自身の耳に入ってきたその言葉を、少しは客観的に、冷静にとらえ直すことができるようになるのです。

### ●第一印象の功罪に気づく

援助者同様に、クライエントも私たちに対して抱いた第一印象により、話す内容や深さに影響を受けます。基本的に、クライエントが援助者に対して"よい"第一印象を持つことができれば、最初からリラックスした気持ちで、素直に自らが抱える問題や感情を口にすることが可能となります。

ただ、双方が双方に対して持った"よい"印象が（逆）転移感情（p72）に結び付く場合には関係性が泥沼化してしまうことになるので、要注意です。

### ●クライエントの話が紆余曲折を経て本題の話に入る（戻る）のにどれくらい時間を要するかの見通しをもって聴く

クライエントは噺家ではありませんし、混乱・動揺している状況にありますので、話される内容は決して理路整然としたものや辻褄が合うものはないと思って耳を傾けることが大切です。

例えば、話が何度も繰り返されたり、どこがポイントなのかがわからないような話であることが多いのです。ただ、その話や状況がいつまで続くかという予測をつけることができれば、注意を切らすことなく興味・関心をもって耳を傾け続けることができるものです。

### ●天狗になったら失敗する

依存されて嬉しくない人間はいないでしょうから、ついその依存に応えようと張り切ってしまい、

援助者が独り相撲を取ってしまうことが往々にしてあります。問題の解決・軽減は、あくまでクライエントが自らの"能力"を用いることにより達成すること、できることなのです。援助者自身がこの点を忘れてしまうと、クライエントは援助者に依存し続ける、あるいは顔色を窺いながら、機嫌を損なわないような関わりをしようとすることになります。これは、クライエントにとってプラスなことでしょうか？

　援助は、あくまでクライエントの成長が伴ってこそ援助といえるのであって、たとえ援助者が独り相撲を取ることによって問題が解決・軽減できたとしても、それは決してクライエントの成長には寄与していませんし、成長はおろか依存という逆効果を生み出してしまうことになります。

　また、経験を積めば積むほどクライエントの問題や状況が、今後どのように変化するかを幾分かでも予測することができると錯覚してしまうことがあります。しかしそれは、傲慢な思い込みでしかありません。クライエントは一人ひとり異なりますし、クライエントが置かれている状況・環境・人間関係もすべて異なっています。さらに、絶えず変化を繰り返しているため、過去の経験を基にした仮説を立てることはできますが、予測はできません。

## ●自分の限界を知る

　たとえ専門教育とトレーニングを受けた援助者であったとしても、完璧な援助者はどこにも存在しません。クライエントと同様に、日常生活においてもさまざまな悩みを抱える一人の人間です。また、個々の援助者一人ひとりの知識・能力のレベルはそれぞれ異なります（ピン・キリ）ので、クライエントとの関わりにおいても援助者一人ひとり異なった限界というものが必ず存在します。つまりは、当たり外れがあるということになります。

　"外れ"ではなく"当たり"の援助者であろうと努める以上、少しでも知識・能力を高め、限界点を高くする努力をし続けることが求められます。それでも限界はいつまでも存在し続けるのですが、それだからこそ、せめて一瞬一瞬を気を抜くことなくクライエントと対峙する責務を負うことが求められるのです。つまり、その限界があるという現実を素直に認めることと、「ここまでは関わることができるけれど、これ以上は自分の能力・知識ではどうしようもできない」という限界を踏まえつつ持てる力を十分に発揮すること、が求められます。

　限界を認めることは、決して恥なことでも何でもありません。むしろ、持てる能力以上のことをしようとすることにより、クライエントに取り返しのつかないほどの害をもたらすことのほうがよほど恥なことであり無責任なことであるとわきまえましょう。潔く自らの能力の限界を認め、必要に応じてより適切な援助者に紹介する勇気を持ちましょう。

## 3.転移、逆転移について
### ●転移感情

　クライエントが援助者に対して抱く肯定的・否定的感情を"転移"感情といいます。転移は、クライエントが援助者に対して過去に出会った人と同じように感じたり、そのように見なして振る舞ったりすることすべてに関連してきます。援助者がクライエントに対して抱く肯定的・否定的感情を"逆転移"感情といいます。転移・逆転移のいずれも、肯定的な感情を陽性の転移感情・逆転移感情、否定的な感情を陰性の転移感情・逆転移感情といいます。

　援助者といえども一人の人間ですので、援助のプロセスにおいて、クライエントに対して肯定的（好意的）な感情や否定的（嫌悪的）な感情を抱くことはあります。それは自然といえば自然なことです。

　もちろん援助者と同様、クライエントも援助者に対して肯定的・否定的な第一印象を抱くのは仕方がないことですが、それをそのまま援助関係に持ち込んでしまうと、援助関係そのものを成立させることができなくなります。つまり、問題の解決・軽減を図ることができなくなってしまいますので、本末転倒な事態といわざるを得なくなります。

**Example**

> Ex1　クライエントに対して「怖そうな人」という陰性の逆転移感情があるために、本来であればもっとたくさんの情報を収集するために時間をかけるべきところを、できる限り短時間で切り上げてしまう。
>
> Ex2　美形なクライエントに対して少しでも長く面接時間を取ろうとするとか、歓心を得ようとクライエントの能力としては問題に対して十分に対応できそうなことであっても、代わりに問題の解決を行おうとする。

　「転移」というのは、クライエントが援助者に対して、「不当な期待」を持つことです。このような期待は、援助者がクライエントに示す「好意」によって触発されるかもしれませんし、あるいは、そういった好意自体が、クライエントの転移感情によって援助者にもたらされた逆転移感情だといえるかもしれません。

　このように、クライエント側の援助者への好意に対する感受性をもつべきですし、援助者側のクライエントへの好意に対する自覚と制御も大切です。もし援助者が、例えばクライエントの親のような役割を演じるとしても、それはあくまでも治療関係の枠内に限られるべきだということを十分にわきまえる必要があります。また、何らかの役割を演じる必要がある場合、必ず戦略や筋書きを立てたうえで実行する必要があります。このような構想がなければ、形のうえでは適度な距離が保たれているようではありながら、実際的には私的な関係に陥ってしまうことが多くなり、援助者がクライエントを"食いもの"にした面接、つまり、援助者の"楽しみ"を優先する内容のものになってしまうという最悪の事態に陥ってしまうのです。

　転移は強い情動体験なので、援助者も平静ではおれません。その際には、援助者は、自らの内面に関する深い洞察を行う必要があります。しかし、援助者が内的に問題を処理できず、援助者の立場を忘れて個人的感情に従って反応したとき、援助関係を破壊的にしてしまうことになります。このようなことが起きないようにするために、援助者は、自らの情動に関する耐性（コントロールする力）をある程度備えていることが必要です。

　河合隼雄は、
「転移は無い方が良い、もしくは起こらないほうが治療がやりやすい」
と述べています。さらには、転移が起きた場合、
「激しい愛憎の感情が生じ、それはしばしば恋愛感情とよく似ているので取扱いが非常に難しくなる。（中略）転移が起こってきた時に、それを受け入れたらよいと言うが、なかなか、クライエントが援助者に対して持っている恋愛感情を受け入れるということは大変なことです。反面、拒絶してしまうとクライエントとの関係が断たれることになる。受け入れるとこちらの命が危うくなるというわけで難しくなります」
と述べています。

●**逆転移について**
　逆転移は経験の浅い深いに関わらず、援助者がクライエントに対して私的感情を抱くことを指しま

す。

　例えば、"見たまま"で好・悪といった第一印象を強く感じたり、あるいはまた、「嫌な思い出しか残っていない彼に似ている」とか「非常に厳格で、絶えず叱り続けていた父親の口調に似ている」というような過去の経験から導き出される内面の"揺らぎ"が目の前のクライエントに対して生じてしまうことは、仕方がないことではあります。

　例えば、母親との結びつきが非常に強く、離れることができずに苦労している援助者がいたとすると、似たような問題を抱えてきたクライエントの言うことがよく理解できます。しかし、理解でき過ぎて同情してしまい、問題に取り組む力を失ってしまう、あるいは、クライエントに他の問題が生じると、すぐに母親に問題があるかのように短絡的思考に陥ってしまうこともあります。また、クライエントがある程度援助者に恋愛感情に似たものを持つということがあったとしても、援助者の側までもクライエントに感じてしまう場合なども逆転移といいます。

　援助者といえども人間ですので、このような感情を監視し、マネジメントできているわけではありません。しかし、逆転移感情は援助者のクライエントに対する「抵抗」の一種ですので、逆転移を起こしたということは、クライエントを援助することが難しくなるということになります。このようなとき、"クライエントに個人的な好意感情を持っているという自分の気持ちに気づいている"援助者なら、自分の感情に振り回された無意識な言動はしないようにこころがけることができると思います。

　例えば、もし過去において援助者自身が"攻撃性"をうまく処理できなかった経験があり、未解決のまま今に至っているとすれば、クライエントが攻撃的な感情や観念を誰かに対して抱いていることに気づくと、本来であれば感情の吐露を図る必要があるにもかかわらず、必ず決まってクライエントをなだめようとするかもしれません。

　いずれにせよ、逆転移は、起きてしまえば転移と同様かそれ以上にカウンセリングに有害な側面を持ちますが、逆転移の感情は全くないほうが良いというわけでもないので厄介です。それは、援助者が逆転移の感情に気づいたとき、それについてクライエントと話し合うことができれば、援助者の逆転移の感情を利用した援助の道が開けるかもしれないからです。

　クライエントの言動に刺激されて援助者が私的感情を出すことを抵抗感情転移といいます。例えば、学力に自身のない教師が学生に質問されたときに何か自分が馬鹿にされたように思って怒るような場合とか、愛に飢えている援助者が異性のクライエントに必要以上に親切になる場合などがそうです。

　対抗感情転移とは、いわば"巻き込まれた状態"です。一度巻き込まれると、アバタがエクボに見え、枯尾花がお化けに見えてくるため、冷静で客観的に見なければならないものが見えなくなり、クライエントを援助できなくなってしまいます。

## ●援助関係における逆転移

　このような援助関係に影響を及ぼすような内的な"揺らぎ"を援助関係に持ち込まないように努力する、あるいは、万が一持ち込んでしまったとしてもそれを最小限に抑え、援助関係に影響を及ぼすことがないように努力し続けることが必要です。

　また、万が一生じてしまった援助関係における関係性の歪みを素直に吟味・自覚して軌道修正を行い続けることが求められます。

　援助者は自己吟味を通じて、そのような自己の葛藤の存在に気づくこともあり、なぜそのような葛藤が生じているのかを振り返るきっかけと、また、そのことにより不都合な結果を招かないように努力する一つの手がかりとすることが必要です。

　しかし、これはあくまでも援助関係が築き上げられた後のことであり、逆転移をうまく活用できる能力を援助者自身が身につけている場合に限っての話であることを、十分に理解しておく必要があります。

　援助者自身、好きになれないと感じたクライエントに対して「そんな〜ばかりするから、皆から嫌われるんじゃない?」と返すとすれば、このような"返し(指摘)"をすることが許されるのはクライエント自身に"内的対話(例えば、そうなの?　このことのどこがいけないの?　何が嫌われることになったの?　と自分自身に問いかける)"をする準備体ができている場合か、その"返し"に対してクライエントが反論できるような援助関係ができているとアセスメントできた場合に限られます。

　また、もし"返し"をするとすれば、"返し"をすることが援助を進めるうえで必要であると判断した場合で、しかも、その根拠が明確になっている場合に限ります。その場合であっても、具体的な言葉や内容に置き換えて明確に返すことが大切です。これは"明確化"あるいは"対決"といわれる技法ですが、この技法を用いる場合、すでに援助者とクライエントの間に十分な信頼関係ができていることが絶対条件となります。信頼関係ができていない段階で"対決"技法を用いることは、その後の関係に大きな支障をもたらすことになります。

　いずれにせよ、逆転移を援助関係において活用するためには、援助者自身がクライエント自身や抱えている問題の内容、クライエントを取り巻く状況などに対する援助者自身の感情を十分に認識(自己覚知)することができなければなりませんし、自己覚知ができていてこそ可能となるということを肝に銘じておく必要があります。

## ●逆転移の発見と修正

・援助者自身の個人的な問題と共通するような一定の情報を、客観的な立場で理解することができない
・特定のクライエントとの面接時間中に眠気が続く、あるいは、面接時間後にすごく疲れを感じる、または不快感が起きる
・クライエントとの予約を忘れる、遅刻する、特別な理由なくクライエントとの面接時間を延長する
・クライエントの抱える問題に対する援助について親切すぎたり、逆に配慮がなかったりする
・特定のクライエントに、繰り返しセクシャルな感情を抱く
・"行動化(acting out:態度や葛藤などを言葉ではなく、行動によって表現すること)"の形で起こる抵抗を許容したり、鼓舞したりさえするなどのやり方でクライエントに自分を印象付けようとしたり、どれ程のクライエントと関わっているかを話すことで同僚に印象づけようとするなど、自己愛的な試みによって、自分の安定感ばかりを求める
・クライエントの依存性がいつまでも続くように、色々な方法、とくに、不必要なほどの元気づけをすることで依存心を助長する
・特定のクライエントに関する秘密をネタにしていろいろ雑談しようとする衝動に駆られる
・クライエントに意見を述べるときや解釈をする際に、不必要なほどにサディスティックな鋭さを発揮する
・自分の欲望や名声を保ちたいためにも、クライエントが良くならなければならないという感情を抱く
・クライエントが来なくなるのをひどく恐れる
・クライエントに賞賛されたり感謝されることなどによって満足感を得たいと願う

・クライエントからの非難や批判によって混乱させられてしまう

・クライエントと論争してしまう

・クライエントに不安が生じてきたとき、その不安に対して正しい評価を下すことなく元気づける言葉を言ってしまう

・クライエントを個人的に助けようとする。例えば、経済的に援助しようとする

・ある点で"散々にやっつけてやろう"とする強迫的な思いに駆られる

・クライエントにこちらの指示に従うように求めようとする衝動が繰り返し生まれる

・クライエントに対する関心のアップ・ダウンが激しい

・クライエントの夢を見る

など。

　常に転移感情、逆転移感情の存在に注意を払っていなければなりませんが、そのためにびくびくする必要はありません。適度の転移感情、逆転移感情は良好な関係を築くうえで大切な要素でもあるからです。ただ、その誘惑と効用の両面があることはしっかりと認識すべきです。

　しかし、逆転移というものは、それが忘れられてしまうときにこそ、危険なものになります。とはいえ、自分の逆転移についてあまり内省的になり過ぎてしまって、クライエントのことを忘れてしまわないようにしなければなりません。本来の対象はやはりクライエントなのです。

## ■傾聴とは

　傾聴とは、クライエントの話したいことに対して深くていねいに耳を傾け、クライエントに肯定的な関心を寄せ、内容の真意を明確にさせながら、共感的理解を示すコミュニケーションの技法です。傾聴により、話し手は自分だけではわからなかった自分自身について深く理解することができ、どのような行動をとるべきか気づくきっかけを与えることが期待できます。また、聴き手もクライエントへの深い理解が円滑なコミュニケーションにつながり、信頼関係の構築にも役立つテクニックです。

## 1.寄り添う行動に"傾聴"がもたらす3つの効果

　ここでは寄り添う行動に"傾聴"がもたらす3つの効果について説明をします。

### ①話し手が整理できる

　傾聴を行うと、聴き手が特別なアドバイスを行わなくても、話し手が自らの心情や意見を整理することができます。人はさまざまな意見や悩みを持っていますが、具体的に言葉として表現できるレベルの考えもあれば、まだ人に伝わる程度にはまとまっていない考えもあるものです。それを自力で言葉にし、把握するのは簡単ではありません。傾聴するプロセスを通し、話し手は自分の考えを何とか聴き手に伝えようとして言語化し、それを口に出すことで自分の本当の心情や意見に気づくことができます。これを繰り返すことで徐々に考えや感情が整理でき、具体的な行動に移れるようになるのです。

### ②信頼関係を築くことができる

　傾聴は信頼関係の構築にも役立ちます。とくに傾聴を意識しないコミュニケーションでは、クライエントの話を何となく聞き流したり、聴き手が関心のあることだけを熱心に聞いたりするといったケースも珍しくありません。偶然にも興味関心が一致するならこころを開ける可能性はありますが、そうでなければ信頼関係の確立には至らない可能性が高いでしょう。

傾聴では、聴き手は話し手の立場になって考え、否定や疑問を挟むことなくクライエントの話したいことに共感しようと努めます。話し手は「理解されている」、「共感されている」といった肯定的な感覚を得られるので、こころを開くことにつながるのです。

③援助がスムーズに進む

お互いへの理解不足や信頼関係が構築できていないことが原因で援助がスムーズに進まないケースが珍しくありません。例えば、クライエントの伝えたいことを誤解してしまったり、クライエントがうまく言語化できないために発言意図を汲み取りきれなかったりといった経験は誰にでもあるでしょう。

傾聴では、徹底的にクライエントの意見や考えに耳を傾けることで深い理解に努めます。ときには効果的に質問を挟むことで、話し手の言いたいことを引き出すことも技法のひとつです。

## 2.傾聴には3段階の種類がある

傾聴には3種類の傾聴があり、段階的に実施していくと効果的です。

①受動的傾聴

受動的傾聴とは、聴き手の興味関心や意見を優先するのではなく、まずは話し手が考えているここ

**MEMO　"援助"について**

援助とは、さまざまな課題を抱えているクライエントに対して、クライエント自身が主体的にその課題を解決し、自立できる（成長をもたらす）ように支援することです。

ここでは、クライエントに対する援助者の働きかけはもとより、クライエントが主体ですからクライエント自身の自立したい、するという意識（モティベーション）は非常に重要となってきます。

F.P.バイステックが、「援助関係におけるクライエントは、単なる協力者ではない。つまり、クライエントは自分を自ら助けるために援助を利用するのである」と述べているように、クライエントと援助者の相互関係が重要だと考えられます。つまり、援助者とクライエントの間の援助関係がどのように構築されるかが、クライエントの自立を促進するための前提になると考えられます。この援助関係をつくりあげるために、援助者の基本的な態度や考え方として、バイステックの7原則（第3章 p35 参照）があります。その原則を基盤に援助を実践するにあたって、援助者はクライエントの話を傾聴することが求められます。また、「オープンダイアログ（開かれた対話）」がクライエントと援助者の援助関係を結ぶ際の前提でもあります。

ちなみに、オープンダイアログとは、1980年代初め、フィンランドのトルニオ（スウェーデンとの国境にあります）にあるケロプダス精神科病院で生まれたものです。そこでは、従来の手順をやめ、治療計画も治療そのものも、スタッフだけがミーティングで決めたりはせず、患者もそのミーティングの初めから参加します。元々が、チームメンバーだけの最初のミーティングで、治療についての考えや患者について聞いたことをオープンに話すと、その後の行動が違ったものになることが観察されたのです。つまり、オープンダイアログ（対話）によって相互作用が起き、チームメンバーの行動が変わるということがわかったのです。そこで、「開かれた対話」、つまり専門家があらかじめ方向性を決めたりせず、患者や家族がこれまで言葉にしてこなかった思いや体験を主体的に話すことによって、一人の主体性を持った人として自己をみつめ、自己決定していく力を取り戻すことや、自分の問題として受けとめ、治療に主体的に関わろうとする意識の醸成につながっていると考えたのです。

ダイアログ（対話）を重視する根底には、「他者の独自性の尊重」、つまり、その人は自分とは違う他者であり違って当たり前、だから意見の違いもあり得るという認識があります。

ろの内を伝えやすいように、クライエントのために聴くことを意識します。このとき、聴くだけでなく前傾姿勢を保ちつつ頷きや相づち、クライエントと向き合い視線を合わせるといったことも大切です。

②反射的傾聴

　反射的傾聴（反映的傾聴）とは、話し手の表現を受け、聴き手が話し手の言葉をオウム返しのように繰り返したり、別の言葉で言い換えたり、要約したりして理解を伝えます。もちろん、このとき、聴き手が受動的傾聴の具体的な姿勢を示すことが不可欠で、それらのことにより話し手は「自分の伝えたいことをしっかり理解してくれている」と実感することができるのです。

③積極的傾聴

　積極的傾聴とは、主体的に働きかけをすることで話し手に対する理解につなげる方法です。受動的傾聴や反映的傾聴よりもさらに踏み込んだ姿勢で、深いコミュニケーションを行うことを目指します。例えば、聴き手は必要に応じて話し手の発言に対して言葉を添えたり質問を挟んだりすることで、話し手の思考を促します。

　積極的傾聴は、聴き手側の真摯な姿勢に加え、経験やテクニックも必要とされます。

| 第 7 章 | 寄り添えますか？寄り添えていますか？<br>"自己覚知"の重要さ |
|---|---|

**Key words**　構造化面接／非構造化面接／自己覚知／個別化／協労的態度／内在的葛藤／スーパービジョン／こころのうごめき

## ■寄り添う者としての基本的態度

　クライエントを理解するためには、さまざまな視点から、人のこころ、気持ち、行動をとらえなければなりません。クライエントを理解しようとするうえで押さえるべき点は、以下に述べるとおりです。

### ●人を理解するための多様な視点の習得

　クライエントにとって最善の寄り添い（援助）を行うには、"人"を理解するための多様な視点を修得することが不可欠です。実際的には、個人の特性と性格の特徴、社会環境からの影響を把握すること、「構造化された面接（構造化面接）」と「構造化されていない面接（非構造化面接」を意識的に駆使すること、さらには、人の「こころ」、「気持ち」、「行動」を理解すること等が必要となります。

　ちなみに、構造化面接というのは、「あらかじめ質問項目などを決めておき、その質問項目に従って面接を行うこと」です。また、非構造化面接というのは「あらかじめ用意しておいた質問を投げかけるのではなく、クライエントの反応に応じ、対話を深めていけるよう援助者が臨機応変に質問を投げかけながら面接を行うこと」です。

### ●自己覚知は大前提

　また、他者を理解するためには、まずは自己覚知をすることが前提となることを認識しなければなりません。つまり、

①人の気持ちを理解するためには、話の内容を理解するための思考力だけでなく、内容に含まれている気持ちに対する感受性と共感的理解が必要で、それらを修得するには自らの気持ちに素直に向き合い、覚知（気づいていなかったことを気づくこと）をしなければなりません

②「表出されていること」と「裏に隠されていること」の違いを理解するためには、まずは客観的に観察可能な人の行動そのものを理解する力を獲得する必要があります

### ●クライエントと援助者の真剣勝負の場であるとの認識

　個別化（一人ひとりはそれぞれ別の人格を有していて、価値観や考え方などの全てにおいて異なる存在であると認識）して相談に乗るということは、一般論では片づけることができないケースを扱うことを意味します。そのため、クライエントにとっては大きな期待と知られたくない心理が葛藤する場、つまり、どこまで話すか"腹をくくる場"となります。また、援助者にとっても、クライエントとしては「感じ、話したいと思っていることの100%」を話すことに無意識の抵抗があるなかで、対話を繰り返すプロセスを通して問題を解決・軽減する方策を見つけるという、暗中模索を繰り返しな

がら進めていくことへの"覚悟の場"でもあります。

　そのため、クライエントにとっては、個別化して相談に乗ってもらえるという安堵感の反面、援助者にとっては緊張感が発生する場でもあり、両者にとっては、いわば"真剣勝負の場"にならざるを得ないほどに重要な時間となります。とりわけ初回面接（インテーク面接）では、その後の援助の方向に影響を及ぼさないためにも、援助者は自らのこころのバイアス（偏見や先入観）を排除した状態で臨むべきです。

### ●クライエントの思いを十分に汲み取った対応をこころがけること

　援助者は自分のこれまでの人生経験や成功・失敗体験、学習歴などから、例えば次に挙げるような自分にとって最もなじみのある相談スタイル（得意とする進行レパートリー）を無意識に実行してしまうことがしばしばあります。

| **Example** 援助者が無意識に実行しがちな相談スタイル例 | |
|---|---|
| Ex1 | 相談に来た理由を聞いただけで、「それならこうするしか方法はない」と即座に"指示"するパターン |
| Ex2 | クライエントの言うことを受け止めてあげ、そこに含まれる感情を共有し、同情し、自分にも似たような経験をしたことがあったと明かす。そのうえで、自分の場合はこのようにして切り抜けることができたと話し、同じようにすればあなたもうまく乗り切れるはずだから心配しないでと勇気づけ、やってみようという気になってもらって帰ってもらうパターン |
| Ex3 | ひとしきりクライエントの話を聴いた後、過去に扱ったことがある事例と頭の中で照らし合わせ、即座に「こうすればうまくいった」という解決事例を基に同じ方法を提示し、同じようにすれば大丈夫だからと説得し、クライエントがその方法を実行することを決めるように勧めるパターン |
| Ex4 | どちらかを選択したいクライエントに対して、聴いて、受け止めて、心境を共感するだけで、別段、決めかねている理由などの整理をすることなく、「来週までに考えてきましょう」と言って帰すだけのパターン |
| Ex5 | 背中を押して欲しくて来たクライエントに、Aという方法があるしBという方法もある。Cという方法もあると助言し、迷わせた挙句に「決めるのは君だから」と言って終わるパターン |

　いずれのパターンも、時と場合によっては援助者の機能として必要なものではありますが、クライエントが援助者に期待することは十人十色ですし、訴えていることそのものが問題の核心であるかどうかは1、2回の面接ではわからないことが多くあります。

　怒りや悩み、不安というものは、クライエントの人柄、事情、感情、取り巻く"状況"などが複雑に絡み合っているものですし、クライエントとすれば話を聴くだけではなく、どうすれば良いかを具体的に教えて欲しい、説明して欲しい、情報が欲しいという場合もあります。

　また、援助者に期待するどころか、別段、来たくて来たのではないという被害者意識を持っている場合もあるかもしれませんし、世の中に対して漠然とした不満や疑心暗鬼を抱いているとか、人間不信にすら陥っているかもしれません。

　個人的な相談となると、クライエント本人と本人を取り巻く環境、さらには、実に個別的で、他人には言えない、言いたくない内容をも取り扱うことにもなります。それゆえに、他人には言えない、

できれば言いたくないような内容のことであっても、悩み苦しんでいる問題の解決・軽減のために援助者には話さなければならない辛さ、恥ずかしさ、悔しさ、悲しさなどを十分に汲み取った対応をこころがける必要があります。

## ●援助者に必要不可欠な態度と援助スタイル

援助者の態度についてしばしば議論になりがちなことは、以下に挙げるような内容です。

| | |
|---|---|
| 聴くべきか ⇔ 指示すべきか | 聴いているだけでは何の解決にもならないのでは |
| 受け止めるべきか ⇔ 正すべきか | こうすべきと言わなければわからないのでは |
| 考えさせるべきか ⇔ 教えるべきか | 考えてもわからないから相談に来ているのでは |
| 任せるべきか ⇔ やってあげるべきか | 任せていいなら相談はいらないのでは |

クライエントに対して何ら具体的な提示をすることなく、不毛な議論をすべきではありません。ただし、そのときそのときのクライエントの能力や抱えている問題、置かれている状況などにより、いずれの態度を用いるべきかを判断できる力を援助者は備えていることが前提です。

ちなみに、援助者がよく取りがちな援助スタイルとしては次の代表的な4つのパターンが考えられます。

| | |
|---|---|
| 指示、教示的スタイル | こと細かく教え、指示し、やらせてみる |
| 説得的スタイル | それが必要な理由を説明し、手本を示したうえでやらせてみる |
| 参画的スタイル | あなたと手を携えて問題解決に向かって歩くからと言って、同じ立場に立って動いてしまう |
| 委任的スタイル | 必要な情報を示し、自力でするよう促し、後押しをする |

いずれのパターンを取るにせよ、まずはクライエントの現在の状況や認識、意欲、知識、スキル（技能）によって適合するスタイルが異なるということを理解すべきですし、その上に立って、援助者として取るべき援助パターンはどれかを認識するべきです。

気をつけなければならないことは、失敗するとか思うように進まないのではというリスクを援助者自身が恐れるあまり、高い協労的態度（勝手に手出ししようとするとか、いちいち口出しすることばかりの教育ママ的おせっかい）を維持し続けてしまい、その結果、クライエントを未熟のままにしてしまうことです。

一方、クライエントが援助者に期待することが、「わかってほしい、聴いてほしい、助けてほしい、教えてほしい、意見を聞かせてほしい、周囲にごちゃごちゃ言わせないようにしてほしい、上手な方法を見つけてほしい等々」であるものの、そのような願いも状況の変化に伴って期待値が変化するというように、実態は流動的です。したがって、援助者は、まず、自分が取りがちなパターンや援助者としての自分の強さ・弱さをきちんと理解したうえで、一人ひとりのクライエントはもちろん、一回一回の関わりは自分にとっては初めての関わりであるとして頭を切り替え、援助者としての自己満足やリスク回避思考に陥らないように虚心坦懐の姿勢でクライエントに接し続けることが大切です。

## ●基本的態度のまとめ

さて、基本的態度を簡潔にまとめると、つぎのようになります。

・1回の関わりで解決することはできないため、1回ごとに目標を設定し直しそのつどアセスメント

（途中評価）を行い、最終的にエヴァリュエーション（総合的な評価）を行う姿勢
・クライエントへは、シンパシー（sympathy；同情）でなくエンパシー（empathy；共感）で接する（治そうとするのではなく、わかろう、理解しようとする態度。問題を何とかする主体はクライエント自身）
・今、自分の前にいるクライエントの存在自体を無条件で受け入れる（クライエントやその問題自体に対する固定観念、既成概念は持ち込まない）
・援助者だからアドバイスや解決策を提示しなければならない、という自分勝手な思い込みは捨てる

## ■自己理解

## 1.自己理解とは

　人は"ありのまま"の自分の顔を見ることは、一生できません。ところが、"ありのまま"の顔をライブで見ているのは他人であるという現実は歴然としてあります。「いやいや、ありのままの自分のことは自分が一番よく知っているし、他人にはわかるはずはない」と思う人は多いはずです。

　しかし、"ありのままの自分"とは一体何なのでしょうか。これがわかれば、あるいは、かなり明らかになれば、自力で問題を解決・軽減できないことについての納得できる理由がわかり、これからの解決策の策定に確信が持て、その間の揺らぎやブレといったものが少なくなるのではないでしょうか。まして、援助者にとっても、クライエントが自己理解できていれば、対処の仕方も組み立てやすくなるはずです。

　ちなみに、自己理解とは、何らかの手段を通して自分の気質、性格、価値観、倫理観、好き・嫌いの傾向、態度・行動、考え方などをできる限り隠そうとせずに知り、それを自分自身が納得して受け止めている状態のことをいいます。

　一方、自己覚知とは、五感を通して感じたこと、体験したことに対する自分の認識の仕方やそれに伴う反応を通して、そのときどきの自己を認識することです。あくまで、自己理解の上に立っての自己覚知です。

## 2.自己理解の方法

　自己理解の方法としては、思っている自分（自己分析）と思われている自分（他人からのフィードバック）、さらにはデータが語る自分（検査や診断）の3方向から考察する方法があります。それらの結果により、自己覚知はより深く、しかも確実性が増したものとなります。

### ●自己分析の深め方

　例えば、「"問題の解決"という言葉を聞いて、あなたはどのようなことを考えますか？」というような、あえて漠然とした質問をして、出てきた答えに対して「そのように思う理由を具体的に教えてください」と質問をします。さらに出てきた答えに対して「その理由は？」と問いかけをします。小さな子どもが親に「なぜ」、「どうして」を繰り返して尋ねてくるように、出てきた答えに対して「その理由は？」と問いかけを繰り返します。

　具体的な答えを求めることにより、「問題の解決」ということに対して当事者自身が考えていること、それがどれ程抽象的で感覚的なものだということが明らかになってきます。

## ●他人からのフィードバックについて

　当事者には心理的防衛が強く働くため、もし当事者を取り巻く人たちが当事者をどのように認識しているかを伝えたとしても全て跳ね返されるのがオチですので、当事者の自己理解に影響を与えることはありません。当事者自らが自らに対して問いかけつつ、周囲の人たちに「どう思っているのか？」と問いかけようとしない限り、自己理解を促進する術はありません。

　人は他人との関係なしでは生きることはできません。自分の世界（自己概念）と現実の世界（他人の思い）には"ズレ"があることを知り、受け止め、自分を否定することなく現実世界を受け入れる（取り込む）ことができれば視野も広がり、願っていながらも未だ実現できていない自分（可能自己）も見えてくるようになります。視野を拡げ、未だ実現できていない"こと"に気づく最も有効な方法は、新たな体験をすることなのです。しかし、"未知との遭遇"を試みるには相当な勇気と覚悟が必要だということもあり、なかなか難しいことなのです。

　援助過程において、思っていること、考えていることを十分に口にし、他者の言葉に十分に耳を傾けることを繰り返す目的は、自己理解を深め、必要と状況に応じてそれまでの行動パターンを変え、その結果、新たな体験をすることにより自立への第一歩を踏み出すことにあります。援助者は、そのような自己理解のプロセスを積極的に活用すれば、クライエントから新たな自立的・自発的行動を誘発することができるのです。

## ●援助者としての自己理解

　クライエントに接する私たちも一人の人間である以上、当然のことながら自分なりのパーソナリティを持っています。しかし、援助者はそのパーソナリティの赴くままにクライエントに関わって良いわけではなく、特別な知識や態度・スキルを身につけ、それらをベースに関わる必要があります。

　しかし、援助者も人格を持った人間である以上、そのパーソナリティを消し去ることはできませんし、例え自己評価が低いがために消し去りたい（生まれ変わりたい）と思ったとしても、パーソナリティは生きてきた証でもありますので、決して消し去ろうとしてはいけません（自分を全否定してはいけません）。消し去るのではなく、逆に自分のことをより深く認知し、自分が取りそうな判断や行為、そしてそれがどこからもたらされるものかなどを認識したうえで、必要に応じてコントロールするようにすればよいのです。

　クライエントが援助者との毎回の自己の振り返りを通じて自らに対する気づきを得、新たな可能性に向かって自らの能力を活用することができるように、援助者自身もクライエントに関することを、ときに意識的に経験豊かな援助者に相談することで、自分では気づくことができない部分を気づくことができ、自己理解を深めることができます。また、その結果を次の援助の機会に活かすことができます。

　このような成長サイクルを回すことでお互いに自己理解を深めるとともに、人間としての成長を図っていくことができます。

## ■自己覚知

　自己覚知というのは、とくに自分の内面について分析をすることにより、深く知るということです。自己覚知と同じ意味合いで使用されている用語としては「内省（self-reflection）」、つまり「自己の（気づきの）言語化」があります。

# 1.自己覚知とは

　対人援助において、援助者はクライエントの話に耳を傾けながら、絶えずクライエントに対する、あるいはクライエントの話・置かれている状況などに対する援助者自身の感情の状態を確認する必要があります。これを"自己覚知"と言い、それを簡潔に表現するなら、「そのときそのときのありのままの自分を知ること」といえます。

　さて、"客観的"に自分を知ることなど、できるものなのでしょうか。はっきりと言うならば、それは不可能なことと言わざるを得ません。なぜなら、そもそも人は誰もが表・裏の二面性（ambivalence）を有しており、相手によって片面を見せ、相手によってはもう一面を見せるというように、相手や状況によって見せる面を使い分ける性質を有しているからです。つまり、表面を見ていながら、同時に裏面を見ることなどができるわけがないのです。もし見ることができるというのであれば、その人は病的状態（解離性同一性障害：（旧）多重人格障害）にあるといえます。

　客観的に自分を知るという場合は、表出させている言動のように顕在化している面のみならず、表には出したくない"本音"として潜在化させている面もあえて顕在化させたうえで、意識的に見ようとしなければならないのです。意識的に見ようとしなければ見ることができないのは、そこに善悪の価値判断を持ち込んでしまうからです。とはいえ、評価社会で育ってきた私たちは、何かにつけて"良いか悪いか"の両極（中間がない）で評価を下してしまうのです。

　自己覚知をしようとする場合、そのような良（善）・悪の判断を持ち込むことなく自分自身をありのままに見ようと努め続けるなら、ある程度は見ることが可能となり、そのある程度見えてきた自分自身を意識的にコントロールすることで、ある程度客観的に自分自身をとらえることができるようになります。

　例えば、茶筒は真上から見ると円形、真横から見ると長・正方形、斜めから見ると円柱形に見えます。このように、意識して角度を変えて見ようとしなければ、一つの形にしか見えませんが、意識的に角度を変えて見れば、3つの形が見えてきます。あるいは、筆記用具も、見たままで鉛筆・ボールペン・シャープペンシルと結論づけるか、筆記用具に仕込んだカメラ・録音機、さらには爆弾の可能性もあるかもと考えるかは、意識してこそ立てることができる仮説です。その仮説を基に、その筆記用具が何なのかの真実を明らかにする作業に入ることができます。

　このように、私たちの住む世界は3次元の世界ですし、私たちのこころも裏・表があるように、一面だけ、あるいは片方だけの情報で結論づけるのではなく、一度立ち止まり、別の角度からもとらえ直す努力は常に必要なのではないでしょうか？まして、成長をもたらす援助をこころがけるならば、そのような努力は常に必要とされるのではないでしょうか？その努力を嫌がる、面倒くさがるようであれば、援助に携わる、寄り添う立場に身を置くべきでは、決してないと考えます。

# 2.援助者自身の気持ち

　ところで、クライエントとの援助関係を効果的・効率的に続けるために、援助者は自分自身のどの部分を多面的に見れば良いのでしょうか？それは、「こころの動き」です。「今、クライエント自身やクライエントが表出している言語・非言語サイン、さらには話の内容に対して何を感じ、どのように思っているのか」を善悪の判断を入れずに、そのように感じ、思っている理由は具体的に何？と素直に問いかけ続けるのです。

**Example**

　　援助者がクライエントの話を聴いていて……
　・「余りにもきれいごとばかりを並べていて、うかつには信じ難いなあ」
　・「またこの話をしている。くどい人やなあ」
　といった否定的な思い
　・「自分が経験したことと同じ状況にクライエントはいるわ。これは取り組みやすそうだ」
　・「今まで耳にしたことがないような、非常に面白そうな話やなあ」
　といった肯定的な思い
　・「上司に怒られて少し落ち込んでいる」
　・「今日はちょっと体がだるくて、気分が乗らないわ」
　・「腹減ったなあ」
　・「もうこんな時刻にやってきたなんて、信じられないわ。今日は子どもを迎えに行かないといけないんだよなあ」

といった個人的な思いなどが面接の途中で湧き出てくることがあるとすれば、それが面接の場面で出てくることは何を意味するの?　そのような思いや印象を持つ具体的な根拠は何?　その根拠は誰が聞いても納得できるものなの?　などと目を背けることなく振り返ることが大切です。

## 3.こころのうごめきに善悪をつけない

　関わっているその"人"に、また、その人の"話"に対して、さらには"その人が置かれている状況"に対して気持ち・思いや考えに"うごめき"が生じるのは、当然のことです。しかし、それに対して善悪の判断を下すことで"うごめき"を抑え込もうとすべきではありません。一個の人間である以上、いろいろな思い・気持ちや考えを持つことはやむを得ないことだからです。また、そこに人間らしさを感じるからこそ、クライエントは話を聴いて欲しいと思うのです。また、もし善悪の判断を持ち込んで評価を下してしまうとすれば、その後において、自由な"こころのうごめき"を生み出さないように抑圧しようとするため、"うごめき"自体を自覚することすらもできなくしてしまうことになります。うごめきを自覚することができなければ、その思いや気持ち、考えをコントロールすることができないということにつながってきます。

　抑圧することで人間らしさを失うのではなく、"うごめき"をコントロールすることを意識してください。"うごめき"を抑圧することは、あたかも火山活動を休止させてはいるものの、地下には想像を超えるほどのマグマが蓄積され続けていて、それがいつ噴火するかわからない状態にまで成るに任せるのと同じです。蓋を閉めたがゆえに、出口を失った否定的な思いのエネルギーは増々大きくなり、内部に溜まっていくばかりとなります。そして、いつの間にかクライエントの話に耳を傾けることに注ぐべきエネルギーを蓋を閉め続けることに費やしてしまい、十分に理解することができないという事態が生じることになります。

## 4.うごめきをコントロールするには
### ●こころの中の否定的な思いを素直に認め表出してみる

　善悪の評価に結び付けながら"自己覚知"を行おうとした結果、効果的・効率的な援助ができなくなるような事態がもたらされるのであれば、むしろ、否定的な思いをもっていることをこころの中で素直に認めたうえで、反応としてクライエントに表出したほうが良い結果がもたらされる可能性があ

85

ります。

・「混乱してしまって理解が追い付いていません。できれば整理して話をしていただけませんでしょうか?」

・「最初にお伝えすべきでしたが、あと 10 分程しかお話を伺うことができません。申し訳ありませんが、その位の時間で収まるようにポイントを絞って話して頂けませんでしょうか?」

・「私には聴くに堪えない言葉なので、少し言い方を変えて、別の表現をするとすればどのような言葉になるでしょうか?」

などの反応を行うことにより、建設的な方向に内容を進めていくことができます。

　"自己覚知"は、あくまでも援助者自身が自らのこころの"うごめき"を素直に認め、その"うごめき"を踏まえて援助関係を建設的な方向に向けていくために行うものです。援助者としての自らに評価を下すために行うものでは決してなく、そのようなことを行うべきでもありません。

### ●うごめきを自然なものとして受け止めコントロールできように努める

　繰り返しになりますが、こころのうごめきは"生活体"である援助者自身にも当然生じるものですので、援助者自身はそれを自然なものとして受け止め、状況に応じてコントロールできるように努めることこそが求められるのです。

　このようなこころのうごめきをコントロールする力を身につけるには、日常生活のさまざまな場面で生じる思い・気持ち・考え等に対して、次の2点について絶えず自分に問い返し、具体的な答えや理由(根拠)を明らかにすることによって可能です。

　・今、このこと(この人自身、反応を含め)について、どのように感じているか

　・そのように感じている具体的な根拠(理由)は何か

### ●"ありのままの自分"に自然体で向き合うことが自分を活かせるコツ

　これまで、"自己覚知"は、「援助者としての自分の欠点を自覚し、それらを修正することが目的である」と考えられてきた面があります。

　確かに、援助者自身が自らの欠点を修正することは大切なことではあります。しかし、欠点と思っているところは、本当に欠点なのでしょうか?確率論的には、全ての人一人ひとりには長所と短所が同じ数だけ存在しているはずなのです。

　例えば、自分の短所として「真面目過ぎる、堅い」を挙げる人がいて、他者からも同じような評価が与えられる確率は50%、つまり二人に一人はそのような評価を下しはしますが、残りの50%は、取り立てて何とも思っていないか、「慎重、思慮深い、真摯な態度」という肯定的(長所)な評価をしてくれるはずです。「馴れ馴れしい」という評価がある一方で、「親しみ易い」という評価もあるのと同様で、全ての評価は表裏一体です。

　言い換えると、援助者であれクライエントであれ、ありのままの自然体で勝負することが最も自分らしさを出し、最も自分を活かす(持てる能力を十分に発揮する)ことにつながることになります。その点を理解したうえで、長所や短所と思っている点や能力も含めて"ありのまま"の自分に対して関心を持つことが大切であるということになります。なかなか難しいことだと思われるかもしれませんが、努めていけばいくだけ肩の力が抜け、生きることが楽になり、楽しくなってきます。

●自らを多面的に理解できると援助関係は深まる

　援助者が自らを多面的に理解する目的は、援助者としての自分自身や自分の持ち味を援助関係の中に活かすことができるようにするためです。そして、自分なりの視点・とらえ方を十分に認識できたなら、往々にして否定的になってしまいがちなクライエントの自己理解に対し、余裕をもって対処することができるようになります。また、さまざまな角度からとらえ直す方法をクライエントに提示（あくまでも提示であり、説得・指示ではありません）することができるようになります。さらに、援助者の視点・とらえ方を"モデル"として、クライエントは社会生活における対人関係の中で自分自身の持ち味を活かすことができるようになるのです。

## 5.自己覚知の方法

●自分の力で、自分を分析していく？

　自分の力で自分を分析して自己覚知することは、自らを客観的に見ることが求められますので、非常に難しいことです。それだけに、自己覚知をするためにエネルギーと時間を使うとすれば、こころにゆとりがあり時間に縛られていない状況にあるときに、時間をかけて、ゆっくり進めていくべきです。臨床においての自己覚知は、目の前のクライエントに対し、今、何を思っている？　クライエントの言動に対して、そのように反応した理由は何？　どのような気持ちで接している？　どのような思いをもって話に耳を傾けている？　など、臨床場面で援助者自身が自らの言動や感情を分析することが、最も効果的、効率的です。

　とはいえ、面接と同時並行に自己覚知を進めていかなければならないため大変難しい作業にはなりますが、第6章で取り上げています四次元的思考ができるようになれば、自己覚知の作業も自ずと並行して行えるようになります。

●自己覚知を深めていく他の方法は？

　　・注意深く自分の言動やこころの動きを観察する
　　・心理テストなどの結果を分析する
　　・他者との関わりを通じ、他者がどのように自分をとらえているかを確認する（例えば、ジョハリの窓により）

など、さまざまな方法があります。そういった方法を積み重ねることによって、少しずつ自分の内面を知ることができます。私たちには表面化していない意識があります。日常の言動は、この潜在意識にも強く影響を受けていますので、難しいことながらも自分について理解を深めようとする態度や努力が必要です。具体的に言うと、

　　「自分はどのような考え方、価値観を持った人間なのか」
　　「どのような性格傾向があるのか」
　　「言動にはどのような特徴があるのか」
　　「人に対する好悪の傾向は？」

など、自分について知ることが求められています。

　このように、援助者は自身を振り返り、自己分析を行い、洞察し、科学的知識を動員して、自分の心理や行動を理解するよう努め、専門職業的態度の変化に向けて努力してこそ、クライエントに適切な援助をなしうるのです。また逆に、意識して、効果ある援助過程を歩む努力が、自己覚知を培うことにもなるのです。

つまり、「自己覚知」とは、「援助者」がやみくもに自分自身に気づき、やみくもに自分自身を知るといった自己完結で終わるべきものではないのです。

　「自己覚知」とは、あくまでも「援助者」が、「クライエント」との専門的な援助関係において、「援助者」自身の「自己認識」を「クライエント」に向けた適切な「専門職業的態度」や適切な「援助」に反映させようといった還元的な目的のもとでなすべきものなのです。

◎一般的に対人関係がこじれる場合

　日常一般における対人関係では、ときどき「気まずい」状態になることやひどければ対人関係そのものがこじれてしまうこともあります。例えば、母子の日常的な会話のやりとりから関係がこじれる場合のエピソードを紹介しましょう。

**Example**

Ex1　母子関係のスムーズな会話的交流パターン

| | |
|---|---|
| 子 | 「お母さん、いま何時？」 |
| 母親 | 「ええと、八時十分よ」 |
| 子 | 「ありがとう。じゃ、行ってきます」 |
| 母親 | 「はい、行ってらっしゃい」 |

Ex2　母子関係のこじれる会話的交流パターン

| | |
|---|---|
| 子 | 「お母さん、いま何時？」 |
| 母親 | 「忙しい時間に何？　自分の時計を見たらどう？」 |
| 子 | 「時計が止まっているんだよ。すぐに怒るんだから」 |
| 母親 | 「あなたこそ、そういう口のきき方をやめなさい」 |
| 子 | 「そういう口のきき方ってどういうのよ」 |
| 母親 | 「ほら、その口答えよ。お父さんが帰ってきたら言いつけて、叱ってもらうから」 |
| 子 | 「困ったらすぐにお父さんを出すんだから、卑怯や」 |

　あえてこじれる会話的交流パターンを強調するため、家族構成の紹介等もなく、部分的でやや極端な事例を紹介しています。それでも、朝の忙しい時間帯は、家族であればこそ思いもよらない、こじれる会話的交流パターンが生じてしまう場合もあります。

　この家族は、他に夫、高校生の長男、中学生の長女、小学生の次男、次女がいる家で、この母親自身も仕事に出かける前の忙しい時間帯であったのかもしれません。あるいは、この子自身が反抗期の真っ只中にいたのかもしれません。

　そのような家族状況はともかく、後になってみれば、母親自身、時間を尋ねてきた子に対し、Ex2のパターンのような会話的交流をしてしまった自分に気づき、Ex1のパターンのような会話的交流ができなかったことを反省するかもしれません。あるいは、子の方も、母親が忙しい時間帯だったにも関わらずEx2のパターンのような会話的交流をしてしまった自分に気づき、Ex1のパターンのような会話的交流ができなかったことを反省するかもしれません。そのような振り返り（内省）を通し、母親は母親として、子は子として、成長していくのです。

　ただし、このような「内省」を踏まえた「自己意識」は、一人で気づける場合もありますし、気づけない場合もあります。一人で気づけない場合は、妻であれば夫に気づかされたり、子であれば学校の友人や兄弟に気づかされることが多いです。

　しかし、「援助者」が「クライエント」との間に何らかの軋轢を生じさせてしまった場合、「援助者」

は守秘義務により、日常一般における親しい人間にさえそのことを話す、打ち明けることは禁じられています。

◎機会を得ることができればスーパービジョンを受けてみる

　専門的対人関係を作りあげ、維持していくためには、色々な細かい注意が要求されます。とくに、援助者・クライエント関係の中に個人的な要素が入り込まないよう細心の注意が必要です。それらの中には、ある程度私たちの常識で理解できることもあります。例えば、援助者の自宅での面接はできるだけやらないようにすることとか、両者の関係のなかに贈り物というような物的な要素が介入してはいけない等という注意のごとくです。

　しかし、もっと心理的な、形に表れない問題になると、必ずしも常識で理解できるものばかりではありません。例えば、転移関係の処理というような問題は、その顕著な例です。この側面にまでも立ち入って、専門的な援助者として自らを擁立するためには、援助者自身が、自らの姿、態度、反応や行動様式などについて、かなり深い水準での理解をもたなければならないとされます。このような自己理解のことを援助者の自己覚知とよんでいます。

　ただ、援助者の自己覚知は、援助者自身の独力ではなかなか得られるものではありません。そこで、自己覚知を助けるための援助者としてスーパーバイザーが必要になるのです。つまり、スーパーバイザーによるスーパービジョン（監督指導）により、援助者は、専門的援助者としての自己覚知を会得するにいたるのです。しかし、スーパーバイザーになるためのスーパービジョンを受けた人は少ない現状ですし、単に経験年数が長いというだけでスーパーバイザーだとしている現状でもありますので、本当の意味で成長をもたらせてくれる人物を見つけ出すことができれば、その人をスーパーバイザーとして指導を受けることが、取りあえずの方法かもしれません。

---

**MEMO　スーパービジョン（supervision）**

super＝一流の、すぐれた、vision＝先を見通す、洞察力とは、スーパーバイザー（指導する者）とスーパーバイジー（指導を受ける者）との関係間における対人援助法で、対人援助職者が常に専門家としての資質の向上を目指すための教育方法です。

---

●自己覚知とスーパービジョンの意義・機能とその必要性ついて

　すでに述べてきたように、もし援助者がクライエントとの関係に自らの先入観や道徳的基準を持ち込み、自然のままの感情で相手を律するなら、決してその人を受容することにはなりませんし、クライエント自身の問題を客観的に理解することができないため、最善の援助にはつながりません。

　また、援助者が内在的葛藤に苦しみ、解決していない場合は、クライエントの問題解決を援助する能力にまで影響を与える恐れがあるということを知ることが重要です。

　例えば、ある出来事に対し、自分と他者の反応や態度に大きな相違が見られる場合があります。ふつう、誰でも、自分がどのようなことに対して耐え難い感情を持つかを自覚しています。人によっては飲酒家は許せるが喫煙者には我慢ができないという人もいますし、ルーズな人には我慢ができない人もいれば、ルーズさには何の感情も動かないが、嘘をつくことに関しては最大の罪だという価値観を持っている人もいます。しかし、多くの場合、飲酒、喫煙をする、ルーズにする、嘘をつくことの理由や原因を考慮することはありません。

　このように、援助者自身がけしからんと思うこと、許されないとみなしていることが具体的に何に対してなのか発見できるなら、それだけ自分の感情を自律的に統御することが可能になります。こう

した偏見というような感情や意見を持つこと自体は、人間として不自然なことではありませんが、援助者としての立場で偏見が介在するのは、不適切です。

　要は、その感情を否定するのではなく、素直に正確に認識すること、自己をあるがままに受け入れることです。しかし、受け入れるだけでなく、知識、技術、洞察力をもって変化しなければなりません。

　援助者は、自らを振り返り、自己分析を行い、洞察し、自分の心理や行動を理解するように努めてこそ、利用者に対して必要な援助をなし得る、と言っても過言ではありません。

　自己の価値観と向き合い、そしてやがては援助関係を通して他者の価値観との出会いが訪れ、他者にとって最善の利益と成長をもたらす時機を生み出すことへとつながります。

　価値観は他者理解の優れた道具であるとともに、ラポール構築のつまずきの石となりえます。だからこそ自己覚知が重要なのです。

<table>
<tr><td rowspan="3">第<br>**8**<br>章</td><td rowspan="3"># こころの痛みに寄り添う：<br>共感することの大切さとその難しさ</td></tr>
</table>

**Key words**　　共感／共感的理解／感情のフィードバック／感受性／状況把握／感情理解

## ■共感

　"共感する"という言葉は、よく使われる言葉ですが、共感と感情移入とを同じものとして誤用している教員がいますし、さらに、相手に伝わってこその"共感"であり、独りよがりの共感は全く意味をなさないということも理解されていません。共感したつもりは言ったつもりと同様で、それが伝わっていなかったのであればしたことにはならないのです。

　共感的理解とは、クライエントが言いたいこと、わかって欲しいと思っていること、訴えたいと思っていることを、クライエントが言いたいと思っているまま、わかって欲しいと思っているまま、訴えたいと思っているままに理解することをいいます。

### Example

| クライエント | 「部屋を変えて欲しいんです。Aさんのあの嫌味な言い方が、がまんできないんです」 |
|---|---|
| 援助者 | 「Aさんの言い方にがまんができないんですね」＝共感 |
| 援助者 | 「あの嫌味な言い方は、ホント、がまんできないですよね」＝肯定・同情 |

共感するためには、援助者の目の前にいるクライエントがどのような感情をもっているかについて強い関心をもつことが大切です。具体的には、「どのような気持ちで話しているのか」、「どのような気持ちで援助者の前に座っているのか」について目を向けることです。そしてそれをクライエントの態度や話し方、表情、雰囲気などから読み取るように努め続けるのです。

　多くの場合、相談することに対し、クライエントは後悔、惨めさ、恥ずかしさ、抵抗感、腹立たしさ、援助者への過剰な期待などを抱え、躊躇しながら誰にも話さずに訪ねてきます。一方で、強く勧められてしぶしぶ訪ねてきたような場合には、相談することへのモティベーションがない、あるいは低いばかりか、相談するということに対し感情的に抵抗を強く感じている場合がほとんどです。そのような抵抗感を減らし、モティベーションを高めるためには、援助者は"共感"的な態度で接することが大切です。

## 1.「共感」をする際のポイント

　共感をする際のポイントとして、次の3点を挙げることができます。
・できる限り具体的にクライエントの心理・社会的状況を把握する
・さまざまな情報を通し、一つの見方・観察だけに捉われず、さまざまな角度からクライエントの感情に対する仮説を立てる
・急いで結論を導き出そうとは決してしない

　例えば、うつむいた姿勢をクライエントが取っている場合、その姿勢を取ることによって援助者に感情を読み取られまいとしているのかもしれませんし、警戒を表しているのかもしれません。しかも、

クライエントの感情や事情は複雑に絡み合っていることが多く、一度や二度の面接で援助者が理解できる範囲は限られています。

　それゆえ、限られた情報からあわてて判断や評価、結論を下そうとしてはいけません。さまざまな角度からの情報収集の上に立ってこそ"共感"が可能なのです。

## 2.共感した感情のフィードバック

　共感したクライエントの感情について、このように感じたという"結果"をクライエントにフィードバックすることが大切です。この場合、援助者のフィードバックに対するクライエントの反応を十分に観察する必要があります。それは、援助者といえども感情の理解を誤る、伝え間違う、クライエントの感情にそぐわないような不適切な表現で返してしまう場合もあるからです。クライエントの反応を観察することにより、もし、クライエントから「いや、そうではないんだけど」というような非言語サインが返ってきたときには、素直に「理解を間違えていたようですね」、「ごめんなさい」と謝るべきです。この素直な姿勢・態度はクライエントとの信頼関係を構築するうえでは、とくに大切な要素です。

**Example**

| 援助者 | 「夜、眠れましたか？」 |
|---|---|
| クライエント | 「眠れなかったよ。夜中の 12 時までは眠れたんだけど、その後は目が覚めて、ずっと朝まで起きていたんだ」 |

　このクライエントが最も訴えたかったことは何でしょうか。

　　・眠れなかったこと？

　　・その後は目が覚めて、ずっと朝まで起きていたということ？

　また、これらは同じ意味でしょうか？

　言うまでもなく、この 2 つは同じ意味ではありません。では、このクライエントが訴えたかったことは、本当のところどちらだったのでしょうか？この場合は恐らく「眠れなかったことの辛さ」だと思われます。であれば、

| 援助者 | 「夜、眠れましたか？」 |
|---|---|
| クライエント | 「眠れなかったよ。夜中の 12 時までは眠れたんだけど、その後は目が覚めて、ずっと朝まで起きていたんだ」 |
| 援助者 | 「そうですか、12 時頃から朝までずっと起きておられたんですか……」 |

これがここでの共感的理解なります。

　続けて、「眠れなかったことについて、何か思い当たる原因とかはありますか？」を問い、もし無いということであれば「原因らしい原因もないのに眠れないというのは、本当に辛いことですよね」と続けることにより、共感的理解に基づいた反応（共感）が成立することになります。

**Example**

| クライエント | 「わたしは、どうしてもみんなより駄目な人間だと思えてしかたがないんです」 |
|---|---|

　この場合はどうでしょうか？

　クライエントは、自分が駄目な人間かどうかを訴え、問題にしているのではありません。このクライエントは、みんなよりとくに劣った人間だと思わなくても良いということは頭ではわかっているも

のの、どうしても劣った人間だという思いに捉われてしまうのです。つまり、劣った人間だという考えに捉われてしまい、逃れることができない辛さ、苦しさを訴えているのではないでしょうか。ということであれば、

| クライエント | 「わたしは、どうしてもみんなより駄目な人間だと思えてしかたがないんです」 |
|---|---|
| 援助者 | （相手の辛さ、苦しさに同調した口調、表情を伴わせながら） |
| | 「どうしても劣った人間だと思えてくるんですね」、あるいは、 |
| | 「どうしても劣った人間だと思えて仕方ないんですね」 |

と応じることが共感的理解を示すこととなります。

　このように、相手の置かれている状況を理解し、感情にそった共感的反応を導くためには、まずは共感的理解を示すための援助者側の感受性・人間性は欠くことができないものであることがわかります。

## 3.共感的理解は感受性・人間性を働かせなければなりません

　人間理解、クライエント理解というとき、その理解には「客観的理解」と「共感的理解」とがあります。

| 客観的理解 | クライエントの訴えや状態から、クライエントに対する正確な客観的理解、判断、評価を行うことをいいます。そのためには正確な情報、状況把握に基づいて、高度な専門的知識・技術を活用することが必要となります |
|---|---|
| 共感的理解 | クライエントの言いたいこと、訴えたいことを、そのときの気持ちのまま理解することをいいます。そのためには理論や知識でなく、感受性や人間性が不可欠です。幸い、感受性や人間性がない人間は一人もいません。ただ、それを臨床の場でどのように活かすことができるかどうかにかかっているだけなのです |

　こころの痛みに寄り添ううえで不可欠な共感的理解については、次節で詳しく取り上げてみます。

## ■「共感的理解」からの関わり方

### 1.オウム返し

　ところで、“共感的理解”を最初に提唱したのは、C.R.ロジャーズです。一般的によく用いられている「オウム返し」という言葉は、もともとロジャーズが共感的理解を示すために

　・再陳述：相手の言っている言葉で受け止める

　・反射：相手の言っている気持ちを、そのまま受け止める

という技法を提唱したことから始まります。

　しかし、本来、単にクライエントの言っていることをオウム返しすることと共感的理解とは異なるものです。クライエントの訴えや気持ちを共感的に理解した際の反応の仕方としては「オウム返し」をするだけでは不十分で、クライエントの話した内容を自分なりに理解・消化した“自分なりの言葉”に置き換え（言い換え）ていく工夫が必要となってくるのです。

**Example**

| クライエント | 「とにかく、ここのところ、どんどん体力が落ちてきているんだよな」 |
|---|---|

　「どんどん」という言葉には、「少しずつ」でも「徐々に」でもなく、急激に予想を上回る速さでという意味合いが込められています。そのため、共感的理解に基づく反応としては、

| クライエント | 「とにかく、ここのところ、どんどん体力が落ちてきているんだよな」 |
|---|---|
| 援助者 | 「そうなんですか、急激に落ちてきているということですね。そのように実感として感じられると非常に気になりますよね」 |

というような言葉が適切といえるのではないでしょうか。

**Example**

| クライエント | 「まあ、あと 10 年も生きることができればいいかと思っているんですよ」 |
|---|---|

　この場合の「10 年」とは、一見、自分の健康や生命に対する悲観的、消極的な見方、考え方と取れなくもありませんが、10 年以内にはクライエントなりの具体的目標を達成し終えることができているだろうと考え、「10 年後はどうなってもいいけれど、10 年は頑張らなければ」という意味合いで受け取れば積極的な姿勢ともいえるでしょう。そうであれば、共感的理解に基づく反応としては、

| クライエント | 「まあ、あと 10 年も生きることができればいいかと思っているんですよ」 |
|---|---|
| 援助者 | 「そうですね、とりあえず 10 年ということですね。10 年目指して一緒に頑張りましょう」 |

というような言葉が適切といえるでしょう。

**Example**

| 援助者 | 「〇〇さん、先生の許可もらって、調子のいい日に外泊じゃなくて数時間でも家に帰ってみますか？ご主人、〇〇さんがいつ病院から帰ってきても良いようにベッドも買って置いてあるって言われていましたよ」 |
|---|---|
| クライエント | 「そうね。でも、どうせ帰っても部屋の中で、ただ寝ているだけでしょ？病院に戻ってくるのも嫌になるし……かえって辛くなる」 |

　この場合、このクライエントは、数時間の「一時帰宅」に対して、「ただ寝てるだけ」と「病院に戻ってくるのが嫌になる」と言い、「かえって辛くなる」とも言っています。

　クライエントが一時帰宅を渋るのは、いったん家に帰れば病院に戻りたくなくなる、ずっと家にいたくなる、そのような気持ちで一杯になる自分だということがわかっているからではないでしょうか。もしそうであれば、病院に戻りたくないという思いを持ちながら「病院に戻ってくる」ことになる辛さは非常に大きいと思われます。長期入院は誰でも辛いものです。誰でも帰宅したいものの、家に帰ってホッとしたのも束の間、またすぐに病院に戻ってくることは「かえって辛い」のです。つまり、ずっと入院していても辛いし、といって帰ってもすぐに病院に戻ることは、もっと辛い。このような思いでクライエントはいたのではないでしょうか。

　もしそうであれば、共感的理解に基づく反応としては、

| 援助者 | 「〇〇さん、先生の許可もらって、調子のいい日に外泊じゃなくて数時間でも家に帰ってみますか？ご主人、〇〇さんがいつ病院から帰ってきてもよいようにベッドも買って置いてあるって言われていましたよ」 |
|---|---|
| クライエント | 「そうね。でも、どうせ帰っても部屋の中で、ただ寝ているだけでしょ？病院に戻ってくるのも嫌になるし……かえって辛くなる」 |
| 援助者 | 「すぐに病院に戻って来ることになるのでは、外出できないことよりも、もっと辛いということですね」 |

というような反応が適切であるといえると思います。

**Example**

| | |
|---|---|
| クライエント | 「ずっと前から炎症を起こしていたんだと思う。主治医の先生から人工肛門になるかもしれないって言われたんだよ。でも、できることなら人工肛門ではなくって腸を切ってつないで欲しいね」 |

　この事例の場合、「腸はできることならつないで欲しい」というのは、クライエントの切実な願いだと思います。ただ、この言葉は人工肛門に対する拒否、受け入れられないということを意味しているのでしょうか？　人工肛門を装着することになるのは誰でも嫌ではないでしょうか。

　病状の進行を知り、人工肛門を装着することになるのは仕方がないと頭では受け入れていても、手術が終わる最後の最後までそうなりたくはないと願うのは当然の気持ちで、人工肛門に対する拒否、受け入れられないという思いとは区別されなければなりません。

　このクライエントの「人工肛門になるかも知れないと言われていた」、「いざとなると」、「できることなら」といった発言からしても、「人工肛門やむなし」と基本的には思っていることは明らかでしょう。もしそうであれば、共感的理解に基づく反応としては、

| | |
|---|---|
| クライエント | 「ずっと前から炎症を起こしていたんだと思う。主治医の先生から人工肛門になるかもしれないって言われたんだよ。でも、できることなら人工肛門ではなくって腸を切ってつないで欲しいね」 |
| 援助者 | **「人工肛門になるのは仕方がないと思われていても、できればつけないで……という思いがどうしても出てきてしまうのですね。それは当然な思いだと思いますよ」** |

というような言葉が適切であると思います。

## 2.「オウム返し」はどのような時に有効か？

　場合によっては、クライエントの言葉を正確に「オウム返し」をすることこそ有効であるという時もあります。それは以下のようなときです。

　・クライエントの言葉が他の言葉に言い換えることができないほどに的を射てるとき
　・クライエントの表現に微妙なニュアンスが含まれており、他の言い方に変えようとすることによってその微妙なニュアンスを壊してしまうと思われるとき

**Example**

| | |
|---|---|
| 援助者 | 「痛みはどうですか？」 |
| クライエント | 「検査のときには痛くてたまりませんでしたよ。でも、検査が終わってね、さっき座薬の痛み止めを入れてもらってからは少し痛みが治まっています」 |

　この事例の場合、共感的理解に基づく反応としては、「そうですか、痛みが取れてよかったですね」ではなく、クライエントの症状や病状に対する反応を正確に繰り返して、

| | |
|---|---|
| 援助者 | 「痛みはどうですか？」 |
| クライエント | 「検査のときには痛くてたまりませんでしたよ。でも、検査が終わってね、さっき座薬の痛み止めを入れてもらってからは少し痛みが治まっています」 |
| 援助者 | **「そうですか、今は少しは痛みが治まっておられるんですね。それは良かったですね」** |

というような言葉が適切であるといえます。

| クライエント | 「がん告知されたときは、ひどくショックだったよ。まさか自分が、がんになるなんて考えもしなかったから」 |
|---|---|
| 援助者 | |
| クライエント | 「とにかく何がなんだか……どうすればいいなんて考えれないくらいに、頭の中が真っ白になっちゃって……」 |

この事例の場合、「頭の中が真っ白になった」という言葉は、「頭の中が真っ白になるくらい」という形容詞ではなく、まさに何も考えられない状態を「頭の中が真っ白になった」という言葉で強めていることから、共感的理解に基づく反応としては、

| クライエント | 「がん告知されたときは、ひどくショックだったよ。まさか自分が、がんになるなんて考えもしなかったから」 |
|---|---|
| 援助者 | **「それは、本当にショックだったでしょうね」** |
| クライエント | 「とにかく何がなんだか……どうすればいいなんて考えれないくらいに、頭の中が真っ白になっちゃって……」 |
| 援助者 | **「頭の中が真っ白になって、何も考えることができなくなってしまったわけですね」** |

というような言葉が適切であるといえます。

| クライエント | 「一日も早く仕事を見つけないと生活できなくなってしまうから、なるべく早く探したいですよね。でも、なかなか見つからないからどこでもいいやと思ったりもするんですよ。実は前の月曜日、どこでもいいやと思って、仕事、決めたんですよ。でも、どこかもう少しいいところがあるんじゃないかって気持ちがあったりで……結局、そこを一日勤めただけで辞めたんですけど……」 |
|---|---|

この事例の場合、「結局一日勤めただけ」で辞めたその理由として、就職の条件、あるいは自分に合う職場や職種、そのどちらを指すかはともかく、「もう少しいいところがあるんじゃないかって気持ちがあったり」と言っています。しかし、この理由をクライエントに沿ってしっかりと耳を傾けたうえでこの言葉を正確に言い換えれば、「気持ちもあって」です。とすれば、「一日勤めただけ」で辞めた理由は他にもあるということになります。

つまりクライエントは、他にも理由があることをほのめかしつつ、そのことに触れないでいるのです。このようなときには、クライエントの言葉をそのまま受け止めて、

| クライエント | 「一日も早く仕事を見つけないと生活できなくなってしまうから、なるべく早く探したいですよね。でも、なかなか見つからないからどこでもいいやと思ったりもするんですよ。実は前の月曜日、どこでもいいやと思って、仕事、決めたんですよ。でも、どこかもう少しいいところがあるんじゃないかって気持ちがあったりで……結局、そこを一日勤めただけで辞めたんですけど……」 |
|---|---|
| 援助者 | **「もう少しいいところがあるんじゃないかという気持ちもあって、一日勤めただけで辞めてしまわれたんですね」** |

と返し、次の出方を待つほうが良いのです。

もちろん、クライエントとの関係が十分にできている場合には、「一日で辞めた理由は他にもあるんじゃないですか？」と踏み込んで、本心と“対決”させる方法も考えられますが、それはあくまで

も両者の関係が十分にできていることが前提で成立する技法で、安易に、また感情のままに"対決"技法は用いるべきではありません。

**Example**

| クライエント | 「手術を受けたときにそう思ったんだけど、『私は手術をした胃で命をとられるのかな』って。それならそれで、家族みんなだけが知っていて、心配して……というのより、隠さずに、自分にもしっかり言って欲しいと思うんですよ。じゃないと嫌じゃありませんか？」 |

この事例のクライエントの発言に含まれている「がんであろうとなかろうとそれは問題ではない。どちらにしても自分としてはできる限り頑張るという気持ちは捨てないから」ということ自体が、本当にクライエントの真実の思いであるかどうかについて見極めることは難しいところです。いざ自分ががんだと知ってしまったときに、それこそガタガタと張りつめていたこころが崩れてしまう場合も少なくないからです。

しかし、クライエントの「隠さずに、自分にもしっかりと言って欲しいと思う」の「しっかり」という言葉には、「家族みんなだけが知っていて、心配して」くれているにも関わらず、もし自分だけが知らないとすれば、それは「自分ががんであるかどうか」よりも辛いこととだいう意味が含まれています。その場合、共感的理解に基づく反応としては、

| クライエント | 「手術を受けたときにそう思ったんだけど、『私は手術をした胃で命をとられるのかな』って。それならそれで、家族みんなだけが知っていて、心配して……というのより、隠さずに、自分にもしっかり言って欲しいと思うんですよ。じゃないと嫌じゃありませんか？」 |
| 援助者 | **「もし自分の病気について重要なことがあれば、自分にもしっかりと言って欲しいと思っておられるんですね」** |

というような言葉が適切であるといえるでしょう。

## ■共感的反応とクライエントの話に肯定・同情することはまったく別

| 共感的反応 | クライエントの訴え・気持ちをクライエントのわかって欲しいと思っているままに理解して反応すること |
| 肯定・同情 | クライエントの訴え、気持ちに同意、賛成すること（結果、クライエントの否定的な感情を助長・煽ってしまうことにもなる） |

このように、共感的反応とは、クライエントの訴えや気持ちをあくまでもクライエントに沿って理解して応じるということであって、クライエントの訴えや気持ちを肯定したり、同意したりすることでは決してありません。

**Example**

| クライエント | 「人工肛門にしなければいけないって、先生に言われてしまったんだ。嫌だよ、人工肛門なんて……」 |
| 援助者 | 「人工肛門は嫌だと思っておられるんですね」＝共感的反応 |
| 援助者 | 「そうですよね、人工肛門なんて嫌ですよね」＝肯定・同情 |

これまでの病状や治療経過において、ある程度覚悟していたとしても、最終的に宣告された直後に

は、クライエントの中にある種の強い抵抗感が起こってもそれは無理のないことです。この強い抵抗感を伴うクライエントの気持ちに対しては、状況を問わず、共感に努めるべきです。

　ちなみに、この場面で肯定・同情を示すことは、人工肛門を受け入れることに対する抵抗感を煽ることになってしまいます。それがクライエントにとってプラスに働くのであれば煽ることも正しいかもしれませんが、決してそのようにうまく働くとは思えません。

**Example**

| クライエント | 「別の部屋に変えて欲しいんです。お互い病人同士なんだからもっとお互いに気をつかってもいいと思うんだけど、Aさんの自分勝手な態度には、もうがまんができないんです」 |
|---|---|
| 援助者 | 「Aさんの自分勝手な態度にはがまんができないんですね」＝共感 |
| 援助者 | 「ホント、がまんできないですよね」＝肯定・同情 |

　このような場合、一方の話だけを聞くというのは案外と厄介なことで、下手に聞くと一方の味方になってしまったり、下手になだめれば「わかってもらえなかった」と思われるからです。

**Example**

| クライエント | 「かなり前にあのナースに頼んだんだけど、返事だけで何もしてくれないんだ。いい加減というか、患者に対するこころ配りが足りないんだ」 |
|---|---|
| 援助者 | 「細かなこころ配りが感じられないんですね」＝共感 |
| 援助者 | 「そうですよね、本当にこころ配りが足りないですよね」＝肯定・同情 |

　同僚に対する不満の表明です。この場合、援助者が肯定・同意を表せば自分はクライエントにとって「良い子」になりますが、スタッフ間においてはわだかまりをもたらすことになってしまいます。

## ■少しでも共感的反応に近づくために

　具体的な情報だけを収集するという目的がある場合は別として、クライエントの訴えに耳を傾け、クライエントの訴えや気持ちに沿って理解していこうとする際には、すぐに質問を繰り出そうとするのは避けたいものです。確かに、具体的に理解することができなければクライエントに対して共感的反応を返すこともできないともいえるでしょうが、まずは、クライエントの思いや気持ちに添って、しっかりと受け止めることから始めるべきでしょう。クライエント自身が受け止められていると感じてこそ、さらに"深い"情報（心理・社会的）を援助者に対して口にしようとする気持ちが生じるからです。

**Example**

| クライエント | 「覚悟はしていたけれど、いざ手術となるとねえ……」 |
|---|---|
| 援助者 | 「いざ手術となると、どのように思われるのですか？」（情報収集のための反応） |
| 援助者 | 「いざ手術となると、いろいろと考えてしまうのですね」（受け止める反応） |

**Example**

| クライエント | 「色々な思いはあるけれど……やっぱり淋しいな……」 |
|---|---|
| 援助者 | 「色々な思いというのは、具体的にはどのような思いですか？」（情報収集反応） |

| 援助者 | 「やっぱり淋しい……？」（受け止める反応） |
|---|---|

## 1.共感的反応をするに際しての注意点

やたらと「質問」や「でも」・「しかし」で対応しないようにしましょう。

「でも」・「しかし」という言葉は、クライエントの言っていることを否定する、あるいは、覆そうとする意味をもつ言葉です。そのため、クライエントとの関係がよほどしっかりとできていない限り、クライエントは、自分の思いや訴え、気持ちを否定されたと感じることになり、その後に続く援助者のどのような言葉をも耳に入れようとは思わなくなるという結果をもたらすことが多くなります。

もし、どうしても「でも」・「しかし」という言葉で始める必要を感じる場合には、必ず一呼吸置いてから使うようにするべきです。

**Example**

| クライエント | 「16週過ぎたといっても、絶対に流産しないってことないでしょう！」 |
|---|---|
| 援助者 | 「でも、いつまでも心配ばかりしていたって仕方がないと思うんだよね」（説得）<br>↓ |
| 援助者 | 「16週を過ぎたからといっても絶対大丈夫だという気持ちには、そう簡単にはなれないということですね」 |

**Example**

| クライエント | 「ここ（おなかを指して）に肛門を持ってくるようじゃ、しようがないよ」 |
|---|---|
| 援助者 | 「でも、つけている皆さん、普通に動いたりされていますし、普通に生活されたりもしていますから、そんなに気にしなくても大丈夫ですよ」（励まし）<br>↓ |
| 援助者 | 「人工肛門をつけるということには、どうしても抵抗があるということですね」 |

**Example**

| クライエント | 「年をとっていれば別だろうけど、僕はまだ19歳だよ。（切断して）足がなくなったら何にもできなくなって、生きている意味がなくなるよ」 |
|---|---|
| 援助者 | 「しかし、周りを見てごらん。手や足がなくっても、ちゃんと生きている人はたくさんいるよね」（説得）<br>↓ |
| 援助者 | 「足が無くなると全く何もできなくなって、生きていても仕方がないと思えてしまうんですね」 |

**Example**

| クライエント | 「放射線は、もうだめだと思うんだよ、これ以上やっても……」 |
|---|---|
| 援助者 | 「どうしてそう思うのですか？」（質問）<br>＊質問は援助者が聞きたいことを聞く。この場合、クライエントの言っていることを理解したとしてつぎに話を進めようとしていることにもなっています（主導権を援助者が握っている） |

| | |
|---|---|
| 援助者 | 「放射線はだめだと思うのですか？」（問いかけ）<br>＊クライエントの言いたいことがよくわからなかったため、もう一度そのままクライエントに問いかけること。これには今言われたことをもっとわかりたいという思いがこもっています |
| 援助者 | 「放射線は無駄だと思うのですね」（確認）<br>＊クライエントが言いたいことはわかりました。「つまり〜ということが言いたかったのですね」と言葉にしてクライエントに伝えること |

## 2.共感的反応を行ううえでのポイント

### ● 「疑問」、「疑惑」、「不信」を区別できるようになりましょう

**Example** 骨髄性白血病のクライエントとの会話

| | |
|---|---|
| クライエント | 「こんなに髪が抜けて……髪の毛が少なくなってしまって……」 |
| 援助者 | 「本当ですね。でも、治療のためだからね」 |
| クライエント | 「でも、どうしてこんなに髪が抜けるような薬を使うんだろうね。こんなことにならないような他の薬はないんかねえ？」 |
| 援助者 | 「どのような薬を使ったとしても、やはり副作用は出てしまうんですよ。たまたま〇〇さんの薬が髪の方に来てしまったから気になるんでしょうが、目に付く場所ですからね」 |
| クライエント | 「単なる貧血なのかなあ、私……」 |
| 援助者 | 「どうしてそう思うんですか？ 先生は何ておっしゃってました？」 |
| クライエント | 「先生は、貧血は貧血でも骨から来るものだって言われたんです」 |
| 援助者 | 「先生には原因がわかっているんですから、確かな治療をされているはずですよね。あまり余計なことを考えないで、少しでも早く良くなるように頑張ってください」 |
| クライエント | 「でも、有名な〇〇という俳優さんの奥さんがんの治療をしているときに、すごく髪が抜けたって雑誌に書いてあるのを読んだことがあるのよ……」 |
| 援助者 | 「同じように髪が抜けると言っても、同じような副作用が出る薬は多いですから、同じ病気だと結びつけるのは間違いだと思いますよ」 |

　このクライエントの発言、とくに「単なる貧血なのかな？私……」、「貧血は貧血でも骨から来るものだって言われた」、「有名な俳優さんの奥さんがんの治療をしているときに、すごく髪が抜けたって雑誌に書いてあるのを読んだことがある」は、それぞれの言葉を疑問としてとらえるか、疑惑あるいは不信の言葉としてとらえるかによって受け止め方に微妙なニュアンスの違いが生じます。その受け止め方によって、当然、その後の関わり方が異なってしまうため、正確に聴き分ける必要があります。

　ちなみに、

| | |
|---|---|
| 疑問 | 基本的には、医師が言うことをそのとおりだと信用している。しかし、とくに、正確に病名告知をされていない場合、医師が言ったことと自分の症状や状態との間にギャップが出てくるため、素朴な疑問が出てくるのは当然である |
| 疑惑（疑い） | 基本的に、自分の病名に対し、本当かどうか信用できない、疑いをもっている、もしくは、疑い始めている |

| 不信 | クライエントが自分の病名にかなりはっきりと疑いをもつと同時に医療スタッフをも信用できなくなっている |
|---|---|

**Example**

| クライエント | 「単なる貧血なのかな？　私……」 |
|---|---|
| | （クライエントの思いとしては……） |
| （疑問） | 「先生もそのように言っているし、しかも普通の貧血じゃなくて、骨から来る特殊な貧血だってことらしいものね。まあ、仕方ないかと思うけど……」 |
| （疑惑） | 「先生はそう言うけど、本当は違うんじゃないのかな？　正直、先生が言っているようには思えない感じがするんだけどね」 |

| クライエント | 「先生は、貧血は貧血でも骨から来るものだって言われたんです」 |
|---|---|
| | （クライエントの思いとしては……） |
| （疑問） | 「普通の貧血じゃなくて、骨からくる特殊な貧血だって先生も言われていることだし、そう信じるしかないのかな……」 |
| （疑惑） | 「骨からくる貧血だって言われたけど、どうもそんなレベルのもんではないような気がするんだけどねえ……」 |
| （不信） | 「骨からくる貧血だって言うけど、きっと違うと思う。あの先生の言うこと、はなから信用できそうにないのよね」 |

| クライエント | 「有名な〇〇という俳優さんの奥さんががんの治療をしているときに、すごく髪が抜けたって雑誌に書いてあるのを読んだことがあるのよ……」 |
|---|---|
| | （クライエントの思いとしては……） |
| （疑問） | 「自分も同じように髪が抜けるし、どうかなあって結びついてしまって……」 |
| （疑惑） | 「自分も同じように髪が抜けるし、同じ病気じゃないのって思っているの」 |
| （不信） | 「自分も同じように髪が抜けるし、貧血なんてウソよ。いい加減なこと言うんだから」 |

## ●「拒否」、「とまどい」、「愚痴」、「抵抗」を区別できるように

**Example** 診察時にストマ装着の可能性があるとの説明を受けたクライエント

| クライエント | （目をつむっている） |
|---|---|
| 援助者 | 「おはようございます。お体の具合はどうですか？」 |
| クライエント | 「（開眼する）いいよ。あのさ、さっき先生から言われたんだけど、"ストマ"って何？」 |
| 援助者 | 「人工肛門といって、おなかのところに肛門をつける方法のことです」 |
| クライエント | 「おなかに肛門？こんなところに肛門を持ってくることになるなんて……」 |
| 援助者 | 「でも、つけている皆さんも普通に動いたりできますし、普通に生活したりとかされていますよ」 |
| クライエント | 「嫌だね。実は俺の姉もストマってやつをやったんだけど、2午後に死んだんだよ」 |
| 援助者 | 「でも、亡くなられたのはストマをつけたことが原因ではないと思いますし、〇〇 |

101

| | |
|---|---|
| | さんの場合は大丈夫ですよ」 |
| クライエント | 「それはそうだろうけど、でも、そんなことするのは嫌だね」 |
| 援助者 | 「やはり、お嫌ですか？」 |
| クライエント | 「(投げやりな感じで) これは、はっきり言ってがんということ？」 |
| 援助者 | 「そんなことないですよ。先生も、なるべく (ストマを) 作らないと言われていましたし、もしかしたらって言われていたように思いますが……」 |
| クライエント | 「100%、そんなことにならないようにはできないですか？」 |
| 援助者 | 「でも、万一ストマを着けることになっても、しばらくしてからお腹の穴を閉じて、肛門を開くというオペもあるんですよ」 |
| クライエント | (黙って聞いている) |
| 援助者 | 「もちろん、人それぞれ場合によって異なりますので、一概にすべての方に適用されるとは限りませんが……」 |
| クライエント | (無言。目を伏せてしまう) |

　この事例のように、クライエントは、症状や病状によって受けがたい治療を言い渡されることがあります。このクライエントの場合がまさにそれです。このような場合、クライエントの気持ちは複雑であり、多くの場合、葛藤状態を招きます。援助者はこのようなクライエントの気持ちを、まずはしっかりと聴き分ける努力をする必要があります。

　また、この事例のような場合、置かれている状況に対してクライエント自身は愚痴、拒否、とまどい、抵抗のいずれかの反応を示すことが多いため、クライエントの訴える気持ちや心理的な状態に応じて、クライエントに対する関わり方を変えていく必要があります。

| | |
|---|---|
| 愚痴 | 基本的に現実を受け入れ、諦めているが、どうしても言わないではいられない思いがあります。この場合は、その気持ちを否定する言葉を口にすることなく、ただひたすら黙ってクライエントの訴えに耳を傾けることで、多くの場合、クライエント自身が気持ちの整理をつけることができるようになります |
| 拒否 | 状況を受け入れることができていない状態。この場合、クライエントに対して説得・説明を行おうとすることは逆効果であり、一層拒否の気持ちを強めてしまうことになります。その話題には触れず、気持ちが冷静になるまで待つ姿勢が大切 |
| とまどい | その現実をどのように受け止め、どのように対応したらよいかわからず、まごついてしまっている状態。拒否の場合と同ように、説得・説明を行おうとすることは逆効果。むしろ、じっくりとクライエントのとまどいの気持ちに寄り添って、一緒に居ることが大切 |
| 抵抗 | 基本的には受けざるを得ないとアタマではわかっているものの、気持ちがついていっていない状態。適宜の説得・説明は効果がありますが、あくまでもじっくりと、抵抗したい気持ちを受け止めたうえで行うことが大切。その場合、気持ちを受け止めつつ時間をかけてメリット・デメリットについてクライエント本人が冷静に分析できるように問い返していくことがポイント。慌てて説得をしようとすればするほど、受けざるを得ないという思いすら消えてしまい、拒否に変わることがあります |

## ●「決まっている」、「迷っている」の持つ意味を区別

**Example** 手術の話が出たことに対しとまどいを感じているクライエント

| | |
|---|---|
| 援助者 | 「どうされたんですか？」 |
| クライエント | 「今までは、胃潰瘍の治療は薬で治そうって言われていたんですけど、主治医の先生が急にやっぱり手術をしたほうがいいって言い始めたんです。どうしても手術をしないといけないんでしょうか？」 |
| 援助者 | 「そのことについては先生から詳しく説明を受けられていると思うんですが、もし今までのように投薬だけで治療を行って退院されたとしても、また病院に戻ってこられることになると思いますよ。再発を繰り返せば繰り返すほど治りにくくなると思いますので、そうであれば、今回、先生の考えておられるように手術を受けられたほうがいいのかもしれませんね」 |
| クライエント | 「それはそうかもしれないけれど。でも、急に、やっぱり手術したほうがいいって言われてもねえ……手術はねえ……」 |
| 援助者 | 「手術といっても、今では麻酔がすぐにかかって、眠っている間にすぐに終わりますよ。この前も、手術されたクライエントさんが、今ではすごく元気にされて、やっぱり手術受けてよかったって言われていましたよ」 |
| クライエント | 「やっぱり手術したほうがいいのかな……それにしても考えてしまうね、お腹を開くわけだからねえ……」 |
| 援助者 | 「先生の考えを知っている者としては、手術することをお勧めしますね」 |

　クライエントが手術を勧められたとき、たとえ一時的であれ、手術への強い抵抗感や迷いに襲われたり、アタマでは「手術は仕方がない」とは思いながら手術への不平、愚痴を言いたくなることが多いのです。

　このようなクライエントの訴えに耳を傾けるとき、クライエントは手術に対して基本的にどのように受け止めているか、つまり一時的に手術への抵抗感・迷いを訴えているのか、手術は仕方がないと思いながらも手術への不平・愚痴を訴えているのかを聴き分けていくことは大切です。

　例えば、治療計画や方針に対して"覚悟ができている"のか"迷っている"のかによって対応の仕方は異なってきます。

| | |
|---|---|
| 覚悟ができている場合 | 手術に対しては、クライエントは基本的には仕方がない、やむをえないと思い、手術する方向でクライエントの気持ちは決まっているということ。しかし、手術は誰でもできれば避けたいものです。アタマでは手術は仕方がないとは思っていても、やはりさまざまな不平・愚痴を言いたくなるものです。基本的に、手術を受ける方向でクライエントの気持ちが定まっている場合には改めて必要性などを説明する必要はなく、不平・愚痴をそのまま受け止めていけばよいのです |
| 迷っている場合 | 何らかの抵抗があり、手術に対して迷いがある場合には、手術の必要性を説明したり、説得したりするだけでは有効な対応とはなりません。まずは、クライエントの迷いについて慎重に耳を傾けることです |

では、次の会話の場合はどうでしょうか。

**Example**

| クライエント | 「(しばらく黙り) さっき先生が来られて、外科に移って手術を受けるように言われたんだけど……」 |
|---|---|
| 援助者 | 「そうなんですか……病気や手術のことについて、先生からどのように説明を受けられましたか?」 |
| クライエント | 「膿が溜まっているので手術できれいにして、その後で薬で治していこうって……結局は薬にかかってるわけだから、最初から薬で治らないのかなあ……」 |
| 援助者 | 「ケガしたところが化膿したときにその部分を開いて膿を出し、薬を塗らないと治らないのと同じで、手術をしないで薬だけ飲んでいても良くならないのも同じだと思いますよ」 |
| クライエント | (黙っている) |
| 援助者 | 「お腹の中で化膿しているところがあるんでしたら、先生が言われるように手術されたほうが早く治ることになるでしょうから、そのほうが良いと思いますよ」 |
| クライエント | 「(しばらく黙って) 前々から手術しないといけなくなるかもしれないとは、先生に言われてはいたんだけれど……」 |

　この場合、「膿がたまっているので手術できれいにして、その後で薬で治していこうって……結局は薬にかかってるわけだから、最初から薬で治らないのかなあ……」、「(しばらく黙って) 前々から手術しないといけなくなるかもしれないとは、先生に言われてはいたんだけれど……」という言葉から、一見手術を受けることに対して抵抗があると解釈してしまうかもしれません。しかし、「先生に言われてはいた」ということで、その時点で、今より悪化すれば手術だよ」と言われていたと思われますので、手術になる可能性があると予測はできていたと思われます。

　もちろん、たとえある程度は展開が予測でき、それなりの覚悟はできていても、いざ手術と言われたら、ある種の抵抗があっても当然です。そうかと言って、この場合の抵抗は手術を受けたくないというものではなく、「とうとう手術か。でも、いざ手術だと言われると、やっぱりなあ」といった軽い「ぼやき」程度のものと思われます。

　つまり、この場面でのクライエントは、手術は仕方がないとは思いつつ、未練がましい思いを訴えないではおれないということだと思われますので、クライエントの訴えに耳を傾けるということがベストでしょう。


### ● 「割り切る」と「断ち切る」の使っている意味の区別を

**Example** 24歳、女性クライエント。婚約していた男性が他に女性を作り、婚約不履行。周囲の人々からは裁判によって慰謝料の請求をするように勧められており、そのことと自分の気持ちの整理などで困っている

| クライエント | 「周りから勧められているとおりだと思うんです。やられたことに対してお金をもらってやり直すんだとか、あんな男なんかという具合に割り切っちゃえばいいんですけどね……それに、私にもプライドがあって……あんな男、私が振ってやったんだくらいに思えれば、もっといいんでしょうけど。でも、そうは思ってみても……やっぱり未練があるんでしょうね」 |
|---|---|
| 援助者 | 「私が振ってやったんだわなんて、とても思えない?」 |

| クライエント | 「思えないですね。思えると本当に楽なんでしょうけれど……」 |
|---|---|
| 援助者 | 「確かに、思えたら楽になるでしょうね」 |

　このクライエントは、婚約不履行という思いもかけない現実に直面して、何とか自分の気持ちを整理し、立ち直ろうと苦闘しているところです。いったい、どのように気持ちを整理しようとしているのでしょうか？

　①裁判でお金をもらってやり直す

　②自分で振ったことにする

　この 2 つのどちらかで「割り切りたい」と思ってはいるものの、実際はどうしても割り切ることができません。しかし、

| ①お金をもらってやり直す | → | 愛情をお金に換えるということ |
|---|---|---|
| ②自分が振ったことにする | → | 現に振られたにもかかわらず振ったことにするというのは、惨めさをいっそう感じさせることになる |

　そもそも、このようなことを考えて割り切ろうとすること自体が無理なことであり、「未練」というものではなく、割り切れずにぐずぐずと考えてしまうのは自然な人のこころではないでしょうか。

| 割り切る | ある辛い経験に対して、そのような経験をすることについて自分自身が納得できるため、その経験に対して気持ちの整理、清算をすることができること |
|---|---|
| 断ち切る | ある辛い経験に対して、それが不本意・不合理な経験で、どうしてもそのような経験をすること自体に対して全く納得、整理できないとき、否応なくその辛い現実に対応するため、無理に自分の気持ちや思いを切り捨てようとすること |
| 未練 | この無理に「断ち切った」後に起こる強い感情のこと |

　このクライエントの場合のような失恋経験は、「割り切る」などということで整理のつくものではなく、「断ち切る」ことによって解決するしかないのです。このように考えると、とくに、

　・病気になってしまったこと

　・治療過程－例えば、食事制限、入院、手術、手術などに伴うさまざまな障害（失明、ストマ装着、下肢切断など）

　・死

などは納得して割り切れるものではなく、無条件に理屈抜きで引き受けるか、無理やりにでも自分のさまざまな気持ちや思いを切り捨てていくしかないものです。

　しかし、援助者は往々にしてその現実を納得させ、割り切って現実を受け止めさせようと関わってしまうことが多いのです。

　クライエントにとっては「断ち切る」ことへの闘いであり、そのようなクライエントに対して、現実を「無条件に、理屈抜きに」受け入れることができるように、援助者は時間とサポートエネルギーを提供しつつ、ただひたすらにクライエントの言葉に耳を傾けることが最善の方法であるといえます。次のケースの対応を考えてみましょう。

**Example**

| 援助者 | 「転移したところもかなり進行している状態です。もっと強い化学療法を行うこと |
|---|---|

105

も今後は考えられますが、それをすることによるダメージが大きい割には治療効果があまり期待できないと思います。現在の体の状態は決してよいとはいえませんが、車椅子にもポータブルトイレにもご自分で移動できます。私としては今が退院する良いチャンスだと思います。いったん退院されて、ご家族の方と同じ屋根の下で過ごされてみてはいかがですか？」

| クライエント | 「（終始頷きながら、目を潤ませ）わかりました。そうします」 |
| 援助者 | 「いきなりの退院の話で、辛い気持ちや複雑な思いもあるかと思いますが……」 |
| クライエント | 「もう、すべてを話して頂きました。退院するのは辛いことですが、わかっていたことですので大丈夫です。それに、皆さんが一生懸命に考えてくださって決めてくださったことですからね。一番良い方法として選んでくださったことですから、そうすることが一番良いことなんだと思います」 |

　このときのクライエントの心境はどのようなものであったでしょうか？クライエントの口にした言葉をとらえて、退院することを快く「納得、了解した」などとは、とても言えるものではないのではないでしょうか。しかし、複雑な思い、複雑な気持ちが入り混じりながらも、クライエントはクライエントなりに退院することを「了解」したのです。実は、「了解」には次の5つのレベルがあります。

| 第1のレベル | 十分に納得して了解した |
|---|---|
| 第2のレベル | 不本意だけど納得し了解するが、わだかまりが残る |
| 第3のレベル | 不本意で納得できるものではないが、天秤にかけて考えた結果、諦めて了解せざるを得ない |
| 第4のレベル | 全く不本意で納得できないし、諦めることなどできるものではないが状況からすればそうせざるを得ないと自分に言い聞かせて了解する |
| 第5のレベル | 全く不本意で納得できないし、諦めきれない |

　さまざまな思いを「断ち切り」、どのように「了解」するかについては模範解答はなく、その了解の仕方について他者がどうこう言うべきことではありません。大切なことは、どのように了解したかではなく、どのような形であれ"了解すること"なのです。

### ●深刻な訴えと愚痴、クライエントの本心をわかるようになろう

**Example**

| クライエント | 「おなかがグルグル鳴っているのが聞こえるでしょう」 |
| 援助者 | 「ええ、聞こえます」 |
| クライエント | 「でしょう！グルグル鳴っているだけじゃなくって、ときどきキューっと痛くなるんです。だから、寝ていてもときどき目が覚めてね……ここ2日ばかり、寝不足の状態です」 |
| 援助者 | 「それは気が張った状態が続きますよね」 |
| クライエント | 「それだけじゃなくって、家にいたときは換気扇の音も気になるんですよね、家は本当に静かだから……ああ、帰りたいな。もう6週間も帰ってないですからね」 |
| 援助者 | 「そうですね。帰りたいですよね」 |
| クライエント | 「ホンマに！帰りたい！いつまでもここにいればいいのか……」. |

106

　言っても仕方がないにも関わらず、どうしても言わないではいられないというクライエントの訴えには、愚痴ともう一つのタイプの「深刻な訴え」があります。

　「深刻な訴え」は、言っても仕方がないという思いは無くなり、いっそう思いが募り、切羽詰まった気持ちで一杯になり、どうしても言わないではいられなくなります。この場合、その訴えについて言い聞かせようとしたりわからせようとしたりすることは無意味です。クライエントの「募った思い」、「切実な感情」、「どうしても言わないではいられない気持ち」を真正面から受け止め、聴き役に徹することが大切です。

　この事例の場合は、「愚痴」です。クライエントは言っても仕方がないことは十二分に承知しているので、援助者としては言い聞かせようとしたり、わからせようとしたりしようとすることは何の役にも立たないばかりか、関係を損ねてしまう可能性すら生じてしまいます。このような場合には、クライエントの口にしている内容をまともに受け止めるのではなく、愚痴りたくなるその気持ちを受け止めることが肝要です。

## ●障害受容の基本は「クライエントのペースで」を肝に銘じよう

**Example**　クライエント：30 歳、女性、乳房切除術後 6 日目、まだ胸腔ドレーン（SB チューブ）挿入中。全身清拭実施。創部には、目を向けようとしない

| | |
|---|---|
| 援助者 | 「手術跡を少しずつ見ることができるようになってきましたか？」 |
| クライエント | 「いいえ、怖くて見れません」 |
| 援助者 | 「確かにそうでしょうね。でも、いつかは現実を直視しないといけないときが来ますね」 |
| クライエント | 「手術の傷は一生見るつもりはありません。（冗談っぽく）傷が見えないように家のひさしのようなものをつけておこうかと思っているんです」 |
| 援助者 | 「本当にね、それができればいいんでしょうけどね……（一緒に笑う）。まだ術後 6 日目ですものね、見れなくて当然かもしれませんね。一緒にぼちぼちといきましょう」 |

　一口に「障害受容」といっても、また、その障害がたとえどのようなものであったとしても、その障害を受け入れ、克服するプロセスにおいて、クライエントには耐え難い精神的な苦痛がもたらされるものです。それは健常者には想像もつかないほどの苦しみ、「地獄の苦しみ」といっても言い過ぎではないと思われるほどの苦痛を伴うと思われます。

　そのため、クライエントの障害受容のプロセスに関わる場合、「1 日も早い障害受容」を求める態度はクライエントとの関係を非常にぎくしゃくさせる要因となります。障害の受容に時間がかかることは当然ですし、場合によっては障害を受け入れることができないこともあるかもしれません。それはそれで良いというスタンスで、温かく見守っていくという姿勢が大切です。

　また、その障害の程度がどの程度のものであっても、「たかがその程度」といった態度はクライエントを非常に傷つけることになります。クライエントにとっての問題は障害の内容や程度なのではなく、障害を持つようになったそのこと自体なのですから、軽率な言動はしないようにしなければなりません。

## ●「訴えのない感情」には応じない

**Example**　子宮筋腫の手術を受けるクライエントとの会話

| クライエント | 「子宮筋腫だしね……もう、子どもを産むことはできなくなるけど、私の歳が歳だから、子宮を取ってしまうということ自体は別になんでもないことなのよ。でもね……手術って初めてだしね……何か、怖いのよね」 |
|---|---|
| 援助者 | 「別段なんてことはないとは言われても、女性にとっては、子宮を取るってことは辛いことでしょうからね」 |
| クライエント | 「まあね。でも、もう歳だしね……それはいいのよ」 |
| 援助者 | 「そのように、いくら歳だって言われても、やっぱり辛いことですよ」 |
| クライエント | 「でも、そのことよりもね、手術って麻酔をかけるでしょ。むしろ、万が一なんだけど、もしかすると麻酔からさめないってことが起こるんではないかということのほうが心配なのよ」 |
| 援助者 | 「それは大丈夫ですよ。手術には麻酔医という麻酔の専門家が付いて、その管理はしっかりとしてくれますから」 |

　このクライエントの場合、内心、子宮を取るということについて非常に辛い思いを抱えているものの、「手術をすること」、「麻酔から覚めないこと」への不安に置き換えられてその不安や辛さが表出されています。

　このように、置き換えた形で辛さや不安を表出しているような場合、本来の不安の源に安易に関わっていこうとすることは危険です。子宮摘出ということは客観的にみれば大きな事柄であるにもかかわらず、そのこと自体やそのことに伴う感情を表出しようとしないのにはそれなりの理由があるはずです。場合によっては、クライエントが言葉にしているように、子宮が摘出されるということ自体は周囲が思うほど大きな問題でないのかもしれません。もし、そうであるならば、そのこと自体に深く踏み込もうとすることは、逆にクライエントの辛さや不安を煽りたてる結果となるかもしれません。

　また、クライエントの内心では大きなこだわりはあっても、今はそれに触れたくない、人に言いたくはない、触れて欲しくない、ということもあるでしょう。

　さまざまな角度から仮説を立て、検討を加えることなく、表出されていない感情に無闇に触れようとすることは、クライエントのこころの中に土足で踏み込むことと同じことになり、クライエントのこころを相当に傷つける結果になります。

　もちろん、傷つけたことに対して手当をする技量が十分にあって、しかも、その部分に触れることが100%、クライエントにとって利益をもたらすことがわかっている場合には、表出しようとしていない部分を直視させる（"対決"）必要もあるでしょうが、多くの場合、それほどの確信をもつことはありません。それでもしようとするのは援助者にとって自己満足をもたらすのみであって、クライエントにとっては百害あって一利なしです。

### ●「しっかり受け止める」、「聞き流す」－基本的にどちらを選ぶ？
**Example** 告知を受けているクライエントとの会話

| クライエント | 「こんなことを聞いてはいけないかもしれないのですが、私の命は、あと何ヵ月なんでしょうか？」 |
|---|---|
| 援助者 | 「残された命がどれくらいであるかということは、誰にも予測できることではありません。まして、私は神ではありませんのでね」 |
| クライエント | 「それはそうでしょうけどね……」 |
| 援助者 | 「何かお考えですか？」 |

| クライエント | 「ええ。先生から時期的にも病状的にも今が退院するには一番良い時期だと言われたんですが……自分としては今後のことにある程度の見通しが欲しいのよね」 |
|---|---|
| 援助者 | 「それはそうですね。まあ、退院の話が出ているということからすれば、命に関わる状態に陥る可能性は月単位では考えられないということなんでしょうね。もしかすれば、1 年とか 2 年単位で考えることができるということかもしれませんね。しかし、これまでの先生の話からでは、近い将来、痛みが増したり、他の部分に痛みが出たり、行動制限を強いられるような状態になることが考えられるのかもしれませんね」 |
| クライエント | 「そういうことですよね。いえ、残された時間がわかったからと言って、自ら命を縮めようなどとは思っていません。私は以前、母を看取った経験がありますから、最後の 1〜2 ヵ月にはどのような状態になるかの予測はつくつもりです。ただ、もし今の私にその可能性があるなら、退院して家族の元に帰っても大変しんどい思いをさせるだけですから……それでお聞きしたまでなんです」 |

　例えば「自分自身の残されている時間もわからないくらいですから、自分以外の方にどれくらいの時間が残されているかを予測することなんて、誰もできないと思いますよ」、あるいは、
「私はもちろん○○先生にも正解なんてわからないと思いますが、ご自身としてはどのくらい残されているとお考えですか？」などと返し、相手の反応に合わせるようにしましょう。

### ●安易に「不安」、「辛い」は使わない
　クライエントの気持ちを受け止めるというとき、「辛いですね」、「不安なんですね」と言えば、クライエントの気持ちを理解し、受け止めた、あるいはクライエントに理解した、受け止めたと思ってもらえるのではないかと考える傾向はないでしょうか？　しかし、クライエントの気持ちを理解し、受け止めることは、「実感としてわかる」ということであって、「わかった気になる」ということでも、体裁だけを取り繕うことでもありません。
　本来、「不安ですね」、「辛いですね」という言葉は非常に曖昧で、さまざまな意味を含んでいるがゆえに、その場しのぎに用いるのには非常に使い勝手のよい言葉です。言い換えれば、「不安ですね」、「辛いですね」という言葉が、ズバリそのときどきのクライエントの気持ちを言い当てることは、稀なことなのです。それだけに、できる限り安易に「不安」、「辛い」という言葉を用いないように努めるべきです。

**Example** 動脈採血検査終了後、そばにいた援助者に対して突然投げやりな言い方で話し出したクライエントとの会話

| クライエント | 「毎日、なぜこんなに辛い思いをしなければならないの？」 |
|---|---|
| 援助者 | 「本当に毎日辛いですね。どんなことが一番辛いですか？」 |
| クライエント | 「いろいろと実験の対象にされているでしょ」 |
| 援助者 | 「実験の対象？ですか？例えば、どのようなことを実験と言われているんでしょうか？」 |
| クライエント | 「たとえば、さっきの検査。（少し間が空いてから腹立たしげに）どうして、こう、次々と検査ばかりするの」 |
| 援助者 | 「検査ばかり続いていますよね。でも、先生も看護師さんも、皆、○○さんを少し |

でも早く良くしたいと思って一生懸命に取り組んでおられますよ。むしろ、辛いか
もしれませんが、検査ではっきりさせてしまうことでいっそう効果的・効率的に治
療に取りかかることができるわけですからね。とはいえ、そのようなことをおっし
ゃるというのは、今まで、とっても辛かったということでしょうね」

　援助者の発言は、クライエントの気持ちを受け止めているように思えるかもしれませんが、「毎日、
なぜこんなに辛い思いをしなければならないの？」という発言だけでは、一体、クライエントは何に、
どのような辛い思いをしているのかが全く不明です。つまり、クライエントの辛い思いの具体的な内
容は、この時点では援助者にはわかっていないはずです。それだけに、援助者の「本当に毎日辛いで
すよね」という言葉は、クライエントにとっては単に中身のない上っ面で機械的な言葉であるとしか
とらえることができないものです。

　ここは、まずはクライエントが何に対して、どのような辛い思いをしているのか、それを具体的に
確認をするべきです。

　また、クライエントはさまざまな治療・検査を実験と理解しているようです。もしそうであるとす
れば、クライエントが本当に言いたいことは、「辛さ」よりも「腹立たしさ」であったと思われます。

　このように振り返って検討してみると、そこでの援助者の反応は、「本当に毎日辛いですよね」で
はなく、「実験されていると思うと、とっても腹立たしかったんですね」でなければならないでしょ
う。つまり、前後の文脈を踏まえたうえで“辛い”は使うべきです。

● 「期待」、「不安」を持たせる言い方は避ける

　日常生活において相手を励ましたり元気づけようとするあまり、相手に過度な期待を持たせるよう
な言い方をすることが往々にしてありますが、クライエントに必要以上に期待を持たせることになっ
たり、ときにはクライエントの意欲を失わせてしまうことになることがあるため、援助関係において
は、極力、避けるべきです。

　また、クライエントの表出してくる気持ちをそのまま受け止めているつもりが、クライエントの不
安を募らせることになる場合もあるので、気をつけなければなりません。

　さらにまた、関係を損なう可能性が高いことから、意図的にでもクライエントの不安を駆り立てる
ことによって、クライエントの「自覚を促す」ということを考えることも避けるべきです。

**Example**

| クライエント | 「今となっては、早く手術して、早く退院したいですね」 |
|---|---|
| 援助者 | 「そうですね。早く手術が済んで退院できるようになるのが楽しみですね」 |
| クライエント | 「でも、先生は絶対に大丈夫だというような口調で説明されるけど、手術って実際にしてみないとわからないこともあるんじゃない」 |
| 援助者 | 「先生は、そこまでは言われていないように思うんですが……」 |
| クライエント | 「確かにそこまでは仰ってはいないけれど……まあ、どちらにせよ、退院できるようになるまで安心できませんよね。手術ってね、やっぱりやってみないとわからないこともあるって考えてしまうのでね」 |
| 援助者 | 「仰っていることは、もしかしたら……なんて考えてしまうということですか？」 |
| クライエント | 「別にそこまでは思っていないけれど……もしかしたらなんてことがありうるのかな？」 |

| 援助者 | 「不安が出てくるのは当然のことかもしれませんが、今は先生に言われたことだけを信じ、余計なことを考えずに、体を治すことだけを考えるようにしませんか？」 |
| --- | --- |
| クライエント | 「そうですね」 |

　手術に対してそれほど深刻な不安や恐れはないとしても、誰しも手術を前にすると何とも言葉に言い表すことができないような漠然とした不安が生じ、程度の差はあれ、どうしてもあれこれと考えてしまうのはやむを得ないことではないでしょうか。

　本来は、深刻な不安や疑問についてはしっかりと耳を傾け、明確に応じていくべきではあります。しかし、手術を前にしたときに誰もが持つような漠然とした不安の内容を具体化させるために突き詰めていこうとすることは、かえってクライエントの不安を煽りかねないことになります。

　この会話の中での
「もしかしたら……なんて考えてしまうということですか？」
という援助者の言葉は、むしろ、
「考えても仕方がないとは思いつつ、どうしてもいろいろなことを考えてしまうのですね」
という反応のほうが適切であろうと考えます。

### ●「説明」、「励まし」をする前には、十分にクライエントの気持ちを受け止める

　クライエントに対して行う「励まし」は、クライエントにとって効果を伴うものでなければまったく意味をなしません。つまり、「励まし」や「説明」がクライエントにとって意味を持つためには、クライエントが、その説明を聞き入れることができる態勢、その励ましを受け止めることができる態勢になっていることが前提となるのです。そして、その態勢になってもらうためには、「励まし」や「説明」をする以前に、クライエントの気持ちを十分に受け止めておくことが必要です。

　クライエントの気持ちも受け止めることもなく一方的な「励まし」や「説明」を口にしても効果がないばかりか、逆に「援助者は関心がないんだ」とか「援助者はこの話を早く切り上げて別の話に移りたいと思っている」というように誤った意味としてとらえられてしまうことになります。

**Example** 甲状腺がんのクライエントで、正常な呼吸、食事ができないために気管切開し、そこから酸素をとっている。しかも、気管切開口から出血がある

| 援助者 | 「まだ、気管切開したところから少し出血が続いているみたいですね」 |
| --- | --- |
| クライエント | 「(筆談)そうなんです。出血しているみたいなんです。でも、それは手術しても治らないのです」 |
| 援助者 | 「それは先生がおっしゃったんですか？」 |
| クライエント | 「○○先生がそのように言いましたし、しかも手術するのは危険なんだそうです」 |
| 援助者 | 「でも、○○さん、徐々に出血も少なくなってきているようですから、もう少しだと思いますよ。頑張りましょう」 |
| クライエント | (浮かぬ顔で頷く) |

　呼吸ができないために気管切開したものの、そこから出血が続いています。しかも、そのことについては手術をしても治らないこともわかっているという、実にクライエントにとっては厳しい状況です。このようなクライエントに対して、援助者はできる限りクライエントを励まし、元気づけたくなるのは当然だと思います。

　しかし、このような場面でその場しのぎの励ましの言葉を口にしたとしても、クライエントには単

なる気休めとしか感じられないでしょうし、慰めにもならないからです。

　まずは、クライエントの
「○○先生がそのように言いましたし、しかも手術するのは危険なんだそうです」
という言葉に対して、まずは
「そうですか。と言うことは、この出血はある程度覚悟するしかないってことですね」
というようにしっかりと受け止めるべきであり、励ましの言葉はその後にもってくるべきです。

### ●「外見」、「容姿」の変化への訴えは、無難に合わせるしかない

　病状の悪化や薬の副作用などによりクライエントの外見、容姿に変化が現れると、その点を気にした感情の表出も多くなってきます。しかしながら、元々、外見、容姿には個人差があり、人によって好みもまちまちなので、クライエントの気持ちに配慮し、気を配ったつもりが、かえってクライエントの気持ちを逆なですることになりかねません。

　その意味でも、クライエントの外見、容姿の変化についての感情表出に対しては、次の事例のように、できる限り無難に合わせるほうが賢明です。

**Example**

| クライエント | 「なんでこんなゴツゴツした手になってしまったんだろう。本当に不細工な手になってしまって、嫌になってしまう」 |
|---|---|
| 援助者 | 「ゴツゴツした手になってきたことがどうしても気になるんですね」 |

**Example**

| クライエント | 「入院する前まではこんなにひどくなかったのよ。入院前の写真を見せたいわ」 |
|---|---|
| 援助者 | 「そうなんですか。そんなに変わってきたんですね」 |

### ●「身体症状」、「自覚症状」の訴えは、そのまま受け止める

　末期にあるクライエントや難病を抱えるクライエントなど、病状が悪化しているクライエントの訴えに耳を傾ける場合、正確に感情を受け止めるというより、どうしても色々と余計なことを考えてしまい沈黙してしまったり、「確かに厳しいのかもしれませんが、あなたが思われているほどではありませんよ」とか「あなたご自身としてはかなりひどくなっていると感じておられるかもしれませんが、データ的にはあなたが感じておられるほどではありませんよ」というような言葉で受けたくなってしまうものです。

**Example**

| クライエント | 「毎日毎日、今日こそが最悪の状態だと思うけど、日増しに悪くなってきていることも感じている。今日は、少し動くだけで息苦しい」 |
|---|---|

　クライエントの口にした「最悪」という言葉は、これ以上悪い状況はない、「どん底」という意味です。つまり、クライエントとしては、「今日以上に悪い状態は考えられない」と思うものの、次の日にはさらに悪くなる。しかもそれが毎日続く、際限がなく悪化すると感じています。言い換えると、底なしという感じであり、これに耐える苦痛は大変なことであるということをクライエントとしてはわかって欲しいのだと思われます。

そのようにとらえるならば

| クライエント | 「毎日毎日、今日こそが最悪の状態だと思うけど、日増しに悪くなってきていることも感じている。今日は、少し動くだけで息苦しい」 |
| --- | --- |
| 援助者 | **「底なしということですね。それを必死に耐えておられるんですね」** |

というように返すことが適切かもしれません。

# "不安"とそれを解消しようとする
# こころのメカニズムについて

**Key words**　不安／攻撃／逃避／防衛メカニズム／去勢不安／適応メカニズム／分離不安／エディパス葛藤／第 1 次過程／第 2 次過程／フラストレーション／ナルチシズム／本能衝動／アンナ・フロイト

## ■防衛機制と適応メカニズム

　欲求不満（フラストレーション）や葛藤から自己を守るために、抵抗しようとする心理メカニズムを防衛機制（defence mechanism）といいます。

　防衛機制については、精神分析療法家の S.フロイトによって考え出され、その娘の A.フロイトによって整理されました。精神分析的にいえば、本能（独語：エス、ラテン語/英語：イド）から自我（エゴ）を守るために、抵抗しようとする心理メカニズムです。本能と自我とのせめぎあいから生じる不安に基づく欲求不満や葛藤などのストレスを心理的に解消するこころの安全装置ですが、多くの場合、直接的な解決にはなりません。

## 1.防衛メカニズムと適応メカニズムについて

### ●適応メカニズム

　適応メカニズムとは、欲求不満や葛藤に適応して、こころの安定を得ようとする心理メカニズムで、無意識に行われることがあるため、自覚することが難しいのです。なお、適応メカニズムには防衛（機制）が含まれているため、同じ意味で使われることもあります。

　ここでは、適応メカニズムの".攻撃"、"逃避"、"防衛"の３つのうち"攻撃""逃避"について概観していくこととし、"防衛機制"については後述することとします（p116）。

### ◎攻撃（攻撃メカニズム）

　欲求不満の要因・障害に対して、立ち向かっていく攻撃を行うことがあります。例えば、子が親に叱られたら親に反抗するとか、部下が上司から評価されなかったら上司に食ってかかるといった攻撃は、その表現方法は問題だとしても、自己を表現するためには、ある程度適応的なことです。子が親に反抗するのは、正常に発達している証しです。また、上司の評価に不満なら、上司に説明を求めるべきです。

　しかし人は、直接的な攻撃を避けるあまり、間接的な陰口や愚痴などで欲求不満だけを解消しようとしてしまいます。このような対応では状況は改善しないため、欲求不満の爆発を繰り返しやすいものです。また、欲求不満を爆発させることでしか、相手に不満を伝えられなくなってしまいます。

　一方で、欲求不満を爆発させるだけでは、相手と建設的なコミュニケーションがとれません。そのため、アサーション・トレーニング（自己表現訓練）などで、TPO に応じた適切な自己表現ができるように訓練するなどが考えられます。

### ◎逃避（逃避メカニズム）

　欲求不満の要因・障害に対して心理的な距離を置く"逃避"を行うことがあります。例えば、子が親に反抗できないまま遊びや趣味などに没頭するとか、上司に不満を伝えられずにメンタル不調をき

たすといったような逃避は、その表現方法が問題だとしても、危険を避けるためにはある程度適応的なことです。

　子どもが何かに没頭するのは、決して悪いことばかりではありませんし、仕事でメンタル不調になるのは、体が「休め」とアラームを鳴らしてくれたことを意味しています。人は、往々にして逃避することを悪いことのようにとらえ、心身を危険に晒してしまうことが多いのです。もしその間、状況が変わらないのであれば思い切って休んでみたり、他のことに逃げてしまうのも"手"です。とはいえ、休んでばかり、逃げてばかりで「逃げ癖」ができてしまうのも問題です。

　手に負えそうもないような強烈な相手からは躊躇することなく逃げるべきですが、別の人間関係を持つことができなければ社会的に孤立してしまうわけですので、リラクゼーション法などで不安や恐怖を受け入れ、軽減する訓練を行うなどの方法も並行して実施することは必要です。

## ■不安の概念

　不安とは、一般に落ち着かない状態であり、通常、著明な身体現象を伴うことです。例えば、胸部の圧迫感、筋肉のこわばり、胸がドキドキした息切れ、めまい、疲労感、不眠のような生理的な現象を伴った漠然とした恐れのことをいいます。

　S.フロイトは、「不安が神経症や精神病の発生と密接な関係をもつものであり、そうした不適応を治療する際に決してこの不安を無視することはできない」と言っています。不安は、元来、必ずしも悪いものでも、病的なものでもなく、それどころか、外部からの危険が迫ってくるような場合、「危ないぞ」と警告を発してくれる大切な信号であるといえます。子どもが2、3歳になり、自我が相当発達してくると、こうしてあらかじめ「危ない」状態を予想し、準備することができるようになってくるのです。

　幼い子どもにとっては、こうして予想される危険というものは絶えず存在していますが、そのなかでも

　①自分を愛してくれる人（つまり母親）がいなくなる（母親からの分離不安）

　②愛してもらえなくなる

　③生殖器をとられてしまう（去勢不安）

　④超自我による非難と罰

といったものがその代表的なもの（原始的不安）です。それぞれについて、もう少し述べておきたいと思います。

　①の「母親からの分離不安」は、愛情といった複雑な感情を知る以前から見られるもので、とくに乳児期では、自分に満足を与えてくれる母親が、乳房を自分の口から離すことを恐れる不安という形ですでに現れていたといえます。

　②の不安は、1歳半前後になり、自分は周りの人（とくに母親）の温かさと愛情によって安全を与えられていることを認識するようになると、その喪失は耐え難い不安になってきます。

　③の不安である「去勢恐怖」は、3歳〜6歳位になると自分の性器に関心を抱き始め、それに対する刺激により快感を得るとともに、男根の有無による男女の差に疑問を抱き、男子は自分の男根を、女子は陰核を誰かが傷つけたり、奪ったりしないかという不安を抱くといったものです。

　④の不安は、内在化された両親の社会的価値観や道徳により、自らの思考や行為を厳しく裁くことから生じるものです。

## ●出産外傷と分離不安

　さて、S.フロイトは、このような不安体験の原型を出産時の現象に求めました。幼児は今まで刺激のなかった胎内から突如外界に放り出され、そこに急激な内的興奮の高まりを経験します。幼児は生き続けるために直ちに呼吸を始め、また乳を吸うことを学ばなければなりません。そのデリケートな皮膚は外界の温度の変化に曝されるため、体温の調節機構が早速働きださねばなりません。乳児は自力では一時も生存できませんし、全く母親に依存しています。そこで母親不在の場合には乳児はその本能的欲求を自ら処理することができないために無力感を経験することになります。それが生まれて初めて持つ不安となるとフロイトは考えました。

　乳児がその愛着する対象（母親）をから離れるために起きる不安は分離不安（separation anxiety）と呼ばれています。しかし、J.ボウルビーは、乳児の母親に対する結び付きはそれ自体が本能的なものであって、この本能的結び付きが裂かれるが故に分離不安が起きる、と異説を唱えています。

　また、フロイトは不安の原型を出産時の現象に求めましたが、しかし O.ランクは出産時現象を最初の、また、最大の心理的外傷であると説き、意見を異にしました。

　不安な感情は不安の他にも苦痛・恥辱・悲哀などいろいろありますが、不安はこれらと異なる特別の性質をもっています。つまり、不安以外の不快な感情は、その感情の原因がはっきりと意識されているのに対して、不安の感情は原則としてその原因が意識されていません。

## ●エディパス葛藤

　さて、子どもがエディパス葛藤（Oedipus complex、第 10 章 p142 参照）の時期（3 歳頃）に達すると、身体の発達に伴って行動半径が増大し、同時に現実認識が強まることで現実の外的危険を知覚するようになります。つまり、エディパス願望が禁じられていることを知ることにより、この願望を満足させようとすることが自分にとって危険な事だということを自然に感じとります。このことを去勢不安（castration anxiety）といいます。

　この時期に幼児が周囲との間に信頼関係を樹立していれば、彼はこの不満に耐えるばかりでなく、むしろ独立を願い、それを誇りと思うでしょう。これに反して、分離不安がもともと大きかったときには、これに相応してナルチシズム（自己愛）の形成が進み、その後に起きる去勢不安は増大することになります。

　エディパス葛藤が抑圧されて幼児が両親と同一化して超自我が形成された場合には、思春期の精神葛藤が顕著に現れます。つまり、思春期において本能活動が急激に著しく増大して来た場合、少年はこれを単に持て余して不安になるのではありません。また、このために現実に危害を受けるかもしれないと思って不安になるのでもありません。むしろ自らの超自我が本能活動を禁ずるがゆえに、しかもそれでいて本能活動は止むことがないために不安を感じるようになるのです。これを超自我不安（＝"過度の罪悪感"）といいます。

## ■防衛の概念

## ●第 1 次過程（primary process）

　生物体には、体内におこる緊張を緩和減少しようとする傾向が絶えず働いています。本能衝動はその緊張の一つの現れであると見ることができますが、これらの衝動を満足させて緊張を解くためには、通常、適当な外界の対象が必要です。しかし、そこに適当な対象物が存在しない時には、本能衝動の興奮が一定以上になるとあたかもそこに対象が存在するかのごとくに緊張解放の過程が起こります。

これを第 1 次過程といいます。

　例えば、幼児は腹がすくと乳を求めて泣きます。そのときすぐに乳房が与えられればよいのですが、もし与えられないときには、しばらく泣いた後で泣き止み、乳児の口元が動き出し、あたかも乳首を吸っているかのように唇を動かし始めます。そしてその間、乳児は静まっています。しかしこれはもちろん空吸いなので乳児は本当に満足したわけではありません。そのため、再び火の着いたように泣き出します。しかしそれでも放っておくと乳児はついには泣き止むのです。

　これは、腹が空いた乳児の脳裏に、以前、乳首を吸って満足を得たときの心像が蘇り、乳児が自分の唇を吸ってしばし静かになるとき、この心像があたかも実際に乳首を吸っているときのごとく鮮明になります。これは一種の幻覚と考えてよいのですが、このようなことが起こる際、精神的エネルギーは現実的な対象に向かう "仕事" に使われず、もっぱら緊張解放という目的のためだけに動員されているようにみえます。この過程が第 1 次過程で、この第 1 次過程の従う原則を "快楽原則" とよびます。

### ●第 2 次過程（secondary process）

　第 2 次過程の場合には現実の対象を捕まえることによって本能的な満足を得るのであって、そのためには対象を知覚し、その対象が本能的満足をもたらすということを認識することが必要となります。つまり、緊張解放のために色々な "仕事" が行われることになりますが、それ以前に第 1 次過程をコントロールしなければならないことは言うまでもありません。この過程が第 2 次過程で、その過程の従う原則を "現実原則" と呼びます。

　しかし、第 1 次過程は現実的な満足には至りませんし、第 2 次過程は現実的に対象把握が常に可能であるとはいえないため、常に満足を得ることができるというわけにはいきません。本能衝動を現実適応させるためには、第 1 次、第 2 次過程のそれぞれの対処をうまくやりくりして本能衝動を上手にコントロールしなければなりません。つまり、社会生活をうまく送るためには本能衝動の発現をコントロールして自己を "防衛" しなければならないのです。

## 1.防衛メカニズム

　本能と自我とのせめぎあいから生じる不安に基づく欲求不満（フラストレーション）の要因・障害に対して、自己を守るための防衛を行うことがあります。これは、防衛メカニズムと呼ばれるものです。

　A.フロイトが唱える防衛メカニズムは 10 種類ありますが、そのときどきの欲求不満に対応できるメカニズムの代表的なものに、欲求を無意識の世界に押しやる "抑圧" があります。

　例えば、子が親に反抗する代わりに親から叱られたことを忘れるとか、部下が上司に不満を表明する代わりに上司への不満を忘れ去るといった "抑圧" は、その方法自体は問題だとしても、自己を守るためにある程度適応的なことです。子どもが嫌なことを忘れるのは、そうするしか逃げるスベがないからです。仕事での不満を忘れるのは、我慢して仕事を続けていく必要があるからです。

　ときとして抑圧に気づかせることは本人にとって良いことだと考え、他人に無理やり気づかせようとしてしまうことがあります。しかしながら、このような場合、気づくことは辛いことでもあるので、当の本人は抑圧していることを気づくことを拒否する（耳に蓋をする、受け流す、直ぐに忘れる）と思います。一方、こころは忘れても身体は覚えているため、不安感だけ残ったり、身体症状として出ることがあります。

攻撃や逃避と違って防衛は複雑な心的機能であるため、その対処法には多くのものが考えられます。

# 2.アンナ・フロイト（A.フロイト）による10種類の防衛メカニズム

## ●抑圧（repression）

すべての防衛メカニズムの基礎をなすメカニズムです。エス（本能）や超自我の力が大きくなると不安が生まれます。こうした内部からの圧迫や、外部からの危険や圧迫も、本人が意識しなければ何ら不安を感じることはありません。そこで、自我は自尊心を傷つけるような受け入れ難い感情、敵意、攻撃性、記憶や衝動を意識から追い出し、無意識の中に閉じ込めておこうとするメカニズムとして働くものです。意識的に働かせる抑制（suppression）と区別されます。

しかし、実際には、そのことを受け入れ、スッキリ消化して忘れたわけではなく、イヤなことのまま仕舞い込んでいるだけなので、この抑圧をし過ぎるとこころの中に溜まってしまい「便秘状態」になります。

適度に抑圧しているうちはよいのですが、やり過ぎると、ある日突然、感情が爆発して周りの人を驚かせたり、トラブルになったり、さらには、嫌な感情だけでなく楽しいとか嬉しいといった気持ちのよい感情も感じなくなることもあります。もっとひどくなると身体がいろいろな症状を出します。例えば声が出なくなったり、歩けなくなったり、眠れなくなったりということがあります。身体の病気や機能が原因でなくてこのような症状が出る場合、これはこころの叫びです。健康的に周りの人とも楽しく過ごせるように、知らず知らずの内に自分の中に溜まっているモヤモヤは親しい人に聴いてもらうなどをしてガス抜きをしましょう。

ふつう性欲とか攻撃傾向、あるいは自分のこころの中に苦しみや痛みを起こすような経験は無意識的に忘れ去ったり、意識の中に入り込まないように無意識のなかに抑圧してしまいます。抑圧される内容は、その人にとって何らかの強い意味合いをもつものであり、その内容に対しては当然、心理的エネルギーが向けられます。この心理的エネルギーの消費・充当のことを"カセクシス（cathexis）"と呼んでいます。

H.A.マレーは、カセクシスを"外的エネルギー充当（exocathection）"と"内的エネルギー充当（endocathection）"に区別しており、外的エネルギー充当は日常の実際的活動や事件、経済、政治、社会的なことに関心を向けることを意味し、内的エネルギー充当はこころの問題に関心をもち、文化的、知的な研究に興味を示すこととしています。

しかし、抑圧するというのは、自分のこころの中に苦しみや痛みを起こすような心理内容を真正面から抑えつけることにより不安を減少させようとするものですので、本能の欲望と反対の方向へ心理的エネルギーを放出し、こころのバランスを保とうとします。これを"反カセクシス"とよんでいます。

ところが、カセクシスあるいは反カセクシスにより莫大な心理的エネルギーを消費するため、他のところではエネルギー不足を生じる事態を招きます。カセクシスが強まり、反カセクシスが弱まると、抑圧されていたものが意識に上ってくることになります。

アンナの父親のS.フロイドは当初、もっぱら性的衝動を抑圧の対象と考え（今日では、攻撃衝動や依存欲求に対しても抑圧が働くと考えられています）、彼の「夢分析」に見られるように、"夢"は自我の反カセクシスが睡眠中に弱まったために、抑圧されていた衝動が夢となって出てくると考えたのです。

例えば、嫌なこと、腹立たしいことがあった時に、暴飲暴食・衝動買い・遊びに没頭することで忘

れようとするものの、どうしても忘れ切れない思いが残ってしまいます。それを自我が無意識の世界に押し込めてしまって出て来ないようにするのです。しかし、押し込めるという力が弱まるとき、つまり、眠っているときには形を変えて夢の中に出てくるのです。夢の中でどれほど過激なエネルギーの発散の仕方をしても人畜無害ですので、全く人からとやかく言われることはありません。しかし、夢の中といえどもそれだけのエネルギーを出しているわけですので、眠りは浅くなり、スッキリとした目覚めとはいきません。

　全ての防衛メカニズムがそうであるように、抑圧自体は誰もが使っている極めて正常なメカニズムです。ただ、それが極端に多用されると、非常に引っ込み思案で緊張の高い、柔軟性に欠けた性格になってしまいます。さらに極端な場合には、性的衝動を完全に抑圧してインポテンツだとか不感症といった神経症的な症状を示したり、心理的な原因のために身体の色々な器官に障害が起こるといったことすら出て来るのです。

　もし、“抑圧”が十分に機能しないような場合には、投射といった防衛メカニズムが働くことになります。

## ●否認・否定（denial）

　耐えることができないような現実や事実等に対して、その存在そのものを無意識に否定するメカニズムです。つまり、こころの平衡を保たせるために、現実そのものを否認・否定するのです。無意識下に抑圧された内容が何らかの拍子に意識化され、それを言葉に出してしまったにもかかわらず、「口に出したことは本心からではない、言った覚えはない、そんなことはありえない」という形で否定しようとするのはこのメカニズムによるものです。

　現実検討機能が十分に発達し、よく働いている状態では、このメカニズムは十分に作動することはありません（ちなみに、政治家がとぼけるのは、それが無意識なものであれば現実検討機能が未発達のため機能していない政治家であることを自認していることになりますし、意識的にということであれば全く信頼するに値しない政治家ということになります）。

　現実検討機能が不十分にしか発達していない子どもの場合では、自分にとって不都合な事柄、例えば幼児が「無力で弱い」という事実をスーパーマンになった空想で否認する場合がこれに当たります。

　大人になってもある程度の否認は精神的な健康を保つうえで役立ちますが、必要以上に用いることは外界現実への適応障害を引き起こしてしまうことになります。

　例えば、好きだということを相手に伝えた場合にフラれてしまうことが怖いため、その思いを打ち明けることができない。しかし、思いは募るばかりで悶々とした日々を過ごすうちに、無意識の内に“好きだ”という思いを否定するような、真逆の言動をとってしまいます。

　また、例えば、子どもの頃に転んだりして痛い思いをしたとき、「痛くないよ」と親から慰められた経験を活かして、その後の痛い体験を「痛くない」と自分に言い聞かせたりするのも防衛反応です。さらにまた、幼い女の子がお母さんの化粧品を使って化粧したりして、自分はあたかも「大人の女性」であるかのように振る舞って、まだまだ親に頼っている幼い無力な自分を否認する行動もそうです。

　現実感覚が発達した大人であっても、現実的な危険を否認する場合もあります。例えば、海外で危害に遭う人の中には、危険地域であることを否認してその地域に向かい、危険な行動をとるとか、加害者を挑発して被害を受けるといった人がいます。

　人は自分に都合の良い状況に浸るため、万能感に浸るため、自己愛を満たすため、「錯覚」を抱いて「現実を否認」することがあります。その結果、ときとして自身や周囲を危険にさらすことがあり

ます。

## ●摂取・取り入れ（introjection）

　自他の分化が未発達な初期口唇期における哺乳や手に触れたものを口の中に入れるといった行動を通して発達してくるメカニズムで、"自我同一性（アイデンティティ）"が生じるうえで必要な前段階となるものです。

　超自我形成に働く"摂取"は、その動機から２つに大別されます。

　①主として適応メカニズムとしての意味をもつ"摂取"

　　子どもが両親との信頼関係の中で、親に「より愛されたい、認められたい」との願望を主な動機として、親の禁止を摂取する場合。このような自我親和的（摂取を「好きでやる」）な方向で形成される超自我は理性的・合理的良心や倫理観の基礎として、昇華などの適応メカニズムの発達を可能にし、自律的な人格形成への前提条件となります。

　②主として防衛メカニズムとしての意味をもつ"摂取"

　　子どもが親との葛藤・緊張関係の中で、罰の恐怖や愛情喪失の不安を回避したいという消極的な願望を主な動機として、親の禁止を摂取（うのみに）する場合。このような自我疎外的（こころの底では嫌で仕方ないが、やらざるを得ない）な摂取による超自我形成は、非理性的・他律的な良心や罪悪感の基礎となり、未解決のまま残された自我とエスの葛藤に基づく緊張は、人格的不適応や神経症発生の原因ともなります。

　人は誰でも、外から"モノ"を取り入れて、自分を形成していきます。身体の場合は、食べ物だったり、飲み物だったりしますが、こころの場合は、自分にとっての「重要な他者」が持っている"モノ"を取り入れて、育っていきます。それは「真似る」という形で出てきます。

　子どもの頃の「ごっこ遊び」も、身近な大人を取り入れるための大切な練習の機会です。そして徐々に、子どもは母親や父親の性格や振る舞いに似ていくのです。

　このような摂取・取り入れがあって、人は「罪悪感」などの善悪の価値観も、社会的規範も、自分のこころの内で育むのです。この「取り入れ」は知らず知らずに起きることですが、人は「重要な他者」と似てくることでその相手をより身近に感じられ、お互いが共有する環境で適応しやすくなるのです。また、「重要な他者」を失った際には、相手に向けるはずの愛情や怒りを自分に向けて、抑うつ的にもなったりします。

## ●投射（projection）

　エスや超自我からの圧力によって自我が不安を感じたとき、私たちはこの不安を減少させるため、不安の原因を自分の内部にではなく、自分の外部の何か・誰かの"せい"にすることがあります。例えば、「私はあの人を憎んでいる」とか「私はあの人が何となく気に入らない」と言えば自分の良心に咎められるために、「あの人が私を嫌っているようだから、私もあの人が嫌いだ」とか「私があの人を遠ざけるのは、あの人が私に意地悪をするような素振りをしたりするから」というように、相手にその罪をかぶせようとするのが良い例です。

　このように、投射のからくりは、元来、自分がその感情の主体であるのに、その感情の対象である相手にその主体をすり替えることにより良心の呵責から逃れることにあります。

　ちなみに、S.フロイトは、不安を現実不安・神経症不安・道徳不安の３つに分けて考えました。

| 現実不安 | | 正常人なら当然不安を感じるようなもので、危険の源がその当人からみて外部にあるもの |
|---|---|---|
| 神経症不安 | | 自分ではどうにもできないような衝動のために、何か悪いことをしてしまうのではないか、そして自分に災いをもたらすのではないかという不安で、次の 3 種類があります |
| | 浮遊不安 | 特定の対象に対するものではなく、吐き出されたガムのように、所かまわず、誰彼かまわずに付着します |
| | 恐怖症 | 普通では何ら怖がる必要のない対象に対して抱く極度の不安で、例えば、蛾、人混み、広場、エレベーター、電車、その他どんな場所や物でも対象になります |
| | 恐慌不安 | 何ら原因らしい原因もないのに、突然不安に襲われ、パニックに陥ります。何とかしなくては自分がどうかなりそうな気がするため、突然強姦したり、他人を殴りつけたり傷つけたり、乱暴な言葉などを使ったりします。しかも、それに対して喜んで罰を受け入れるという、一見不可解な行動を示すのです |
| 道徳不安 | | その原因は外部にあるのではなく、その人のこころの中にあるため、それから逃げ出すことは不可能です。例えば、自分の性的な衝動に脅かされている人は、誰かがちょっとでもケバケバしい服装をしたりすると痛烈に非難します。こうした人は、何とか抑えようとしている欲求にもかかわらず他人は欲求を開放していることを目の当たりにすることで、抑えようとしている欲求を抑えることができなくなることを恐れるあまり、そうした"危険物"を見せつけたりしている人を攻撃し、それにより自分の不安を抑え、良心の呵責から逃れようとするのです |

　しかし、投射の働きは、単に不安を減少させるだけではなく、その人の本当の気持ちを表現させる機会も与えてくれます。したがって投射は、
　・自我が超自我に責められた時に、自分の責任を他者になすりつける
　・社会的に受け入れられないものを社会的に受け入れられるものにすり替える
という 2 つの点で、一種の"合理化"ということもできます。
　『人は自分の鏡』？ 実は、人と関わる際に、自分のこころの中にあるものを相手のものとして見るという現象をいいます。例えば、映画のスクリーンに映像を映し出している様子を思い出してください。スクリーンは、映写機から放たれた映像を映し出しているに過ぎません。同様に、映写機である自分は関わっている相手をスクリーンにして、自分が思い描いている物語の映像を相手に映し出し、自ら観賞しているようなものなのです。
　私たちは、こころの中にある「見たくない欠点や感情」を相手というスクリーンに映し出しては、「相手の感情がそのような状態なんだ」と、とらえることが多くあります。例えば、実はこちらの態度や雰囲気が原因であるにもかかわらず、周りにやたら怒りっぽい人が多いとか、なぜか「一触即発の雰囲気やなあ」と感じる場面に出くわしたりします。
　また、自分の中にある欠点と同じ欠点を相手の中に見た場合、痛烈に批判や文句を言ったりしますが、実は自分の欠点を相手に映し出し、（自分に向けて）悪口を言っていることになるのです。嫌な感情だけではなく、優しい気持ちを向ければ相手も優しさを返してくれるといった経験、ありませんか？
　あるいはまた、例えば、誰かを魅力的で羨ましい！と感じたとしたら、本当は自分にもあるのに気づいていない魅力を相手が見せてくれているのです。
　このように人間関係は言ってみれば全て投影です。そう考えると、目の前にいる人が実に興味深く思えないでしょうか？ もっとも、似た点があるから関わることができているわけですから、やはり

相手は自分の"鏡"だといえます。

## ●反動形成（reaction formation）

　私たちは、周囲の人達に対して愛情と憎悪という、相反する感情を同時に抱くものです。どれほどに子どもを愛している母親でも、ときには子どもに腹を立てることがありますし、どれほど好きで結婚した相手であっても、ときには腹立たしいと思うこともあるでしょう。

　このように、表裏一体（両価性）の感情の一方を無意識に抑え込むことでエネルギーバランスが崩れてしまい、もう一方を極端に強調してしまうことがあります。

　例えば、夫婦関係がしっくりいっていないにもかかわらず妊娠をしてしまった母親が、生まれてきた子どもをこころから待ち望み、愛することができない自責の念を何とか打ち消すために、子どもを溺愛するといった現象が良い例です。

　こうした反動形成の結果起こる愛・憎の極端な行動は、自我の不安を軽減させる（もっぱら自己防衛の）ための手段であり、決して"純粋なもの"ではありません。つまり、反動形成の愛には"融通性"、"中庸"、"メリハリ"はありません。それゆえ必要に応じて愛の鞭を加えたり、たしなめたりすることができないどころか、反動形成によって作られた傾向を絶えず表面に出していないといけないという不安があるため、その表現は、多くの場合、極端で、オーバーなものになってきます。

　あくまで反動形成は無意識に行われているため、「～のため」とか「お世話になる人だから、好意を持っているように振る舞っておこう」といった計算や打算が入り込む余地はありません。あるいはまた、強烈な自立志向を示すことで、隠された依存心を逆転させるような場合があります。こういった防衛は、社会的にふさわしくない内容や感情をより社会的に望ましい方向に逆転させるため、病的な防衛というより、より適応的な防衛として位置づけられます。

　ただ、"裏"の感情を抑え込むことに余計なエネルギーを使うため、非常に疲れます。

## ●分離（isolation）、隔離

　本来は、思考とか注意といった自我機能を基礎づけるものとして発達し、後に防衛メカニズムに転用されます。例えば、敵意を含んだ観念を表現するのに、敵意感情や怒りはその観念から切り離し、まったく感情の伴わないコトバだけを話す場合がそれです。

　隔離は、受け入れることができない自分の欲求・感情を、意識から切り離して遠ざけるようなこころの動きです。隔離した欲求や感情を隠し通そうとするため、論理的な思考中心に話しかけることになり、周囲の人に『とても堅苦しい、関わりづらい』印象を与えます。

　しかし、隔離は社会的に適応的な側面もあります。例えば嫌いな人に対し、嫌いだという気持ちを隔離して友好的に挨拶するという行為がそれです。

　寄り添う場合も、クライエントに対して抱いたネガティブな感情を隔離して関わろうと努め続けることは、必要なのです。

## ●復元・打ち消し（undoing）

　ある種の感情（例えば敵対感情）を伴う考えを意識したり、行為を行った場合に罪悪感や不安や恥の感情が起こるのを防ぐために、それらの考えや行為に伴っていた感情とは真逆の感情を表す行為をしたり、もっともらしい理由づけをしたうえで初めに行った行為を繰り返すメカニズムです。反動形成が無意識的な欲動に対してそれと反対の言動を行うことですが、打ち消しの場合は意識下にある行

動や考えに対して生じていることに違いがあります。

**Example**

> ・相手を非難した後で、しきりに相手を褒めたり機嫌をとる
> ・こころの中で相手への憎しみを感じ、それを打ち消すために過度に親切な態度を取る
> ・最初はのぞき見をしようとしてドアを開けたが、すぐその後でもっともらしい理由を見つけ出して、再びその部屋に入る
> ・宗教的な戒律に反した行為を行ったり考えたりした後で、それを償う祈り、自罰的行為を繰り返す

という形で現れます。

## ● 退行（regression）

　私たちは、ある程度の成長を遂げながらも、その後に色々な恐怖や不安に突き当たると、昔の段階に逆戻りすることがあります。このような現象は、元来、決して病的なものでもなく、ときどき緊張を緩和させ、こころの負担を軽くするため誰もが行っているものです。例えば、爪かみ、幼児語、お酒、自慰、漫画、昼寝、賭け事など、無数にあります。

　一度は排泄の躾ができていた子どもが、次の赤ちゃんが生まれて母親の愛情を奪われると排泄の習慣ができなくなったり、歩こうとせずに抱っこを求めたり、緊張する場面で爪かみを始めたりすることです。

　しかし、子どもだけでなく、夫婦ゲンカの後で妻が里帰りする、TV・ゲーム・漫画に熱中したり、些細なことで機嫌を悪くしたり、喫煙や飲酒を繰り返したり、マスタベーションをしたり、無謀な運転をしたり、権威に極度に反抗したり、追随したり等といったことも"退行"です。

　また、しばしば芸術家や研究者にみられるような「創造的な退行」もあります。この場合の退行は、一時的かつ部分的で現実的な事柄や理性的な事柄などの縛りから解放し、より自由に新しい発想や発見に導く働きがあります。さらに、必要に応じて現実的な対応に戻ることもできます。

　このように、退行には病んでいる信号としての退行と、新しい発見や創造に導く退行があるのです。

## ● 昇華（sublimation）

　本能衝動が備えているエネルギーは流動的であり、ある対象（"人"とか"もの"とか）から類似の他の対象に移ったりしますが、その対象に「本能衝動」エネルギーを向けることが文化的・社会的な理由によって禁止されるような場合、社会的・文化的に有益で、かつ、文化的に高尚で、創造的な対象に振り向けることでエネルギーの開放を図ることをいいます。

　人間には、さまざまな本能的欲望（例えば、性的衝動による願望の充足、怒りによる攻撃願望の充足をさせる行動を取ること等）が備わっていますが、自分の欲望を思うがまま、好きなときに、好きなだけ満たすことを求めることは、社会的には決して許されません。

　そのため、欲望や願望を社会的に歓迎される形に≪変換≫してエネルギーを開放するのです。それはつまり、自身の欲望・願望を表すとき、より望ましい出し方に替える「こころのアンテナ」がしっかりと機能していることを意味します。

　このような望ましい変換は、本人には達成感を与え、周囲には喜びや肯定的な刺激を与えるとともに、満足感を共有することができます。

　あいにく、昇華は、精神的にもろい方や、こころに病をもった方はほとんど使えない防衛です。つ

まり、さまざまな感情を受け止められる、こころの「弾力性」や「柔軟性」が伴った発達段階に到達した人たちが使える防衛であり、社会的に望ましいとても健康的な防衛です。昇華は、こころの成熟度を測る指標ともなります。

## ●置き換え（substitution）

　意識化すると不安、恐怖、罪悪感などがおきる欲動の対象を、より受け入れやすく、危険の少ない対象へと移動するメカニズムです。例えば、攻撃欲動を危険な対象から無害な対象へと置き換えるのがそれであり、母親に向けた攻撃的な気持ちが母親の愛情を失わせる恐れがある場合、この攻撃的な感情を弟や妹に置き換えるなどはよく見られる現象です。

　現実的に叶えることが難しい願望や、そのような願望を抱くことで感じてしまう葛藤を意識しないようにする場合は「抑圧」です。しかし、意識可能な形に置き換え、代わりに自分の気持ちを満たすことを可能にするメカニズムが「置き換え」です。

　例えば、両親に虐待を受けた子どもがやがて大人になった際に、両親に対して怒りを示すとは限らないのです。その代わり、"モンスター"のように、周囲の人との摩擦が絶えなかったり、周囲に攻撃的な発言を繰り返す場合があります。本来なら親に向けたい怒りを、代わりに怒りを向けやすい他人に向けてしまうのです。なぜなら、その方が葛藤は少なく、気が楽だからです。置き換えでは、実際に他人に向けている怒りや攻撃は意識化できるのですが、本当は親に向けたい怒りであるということは意識化できないのです。

# 3.その他の防衛機制

## ●知性化（intellectualization）

　知性化は、例えば、性欲動についてその欲動と情動を直接解放することや行動化を抑圧し、その抑圧されたエネルギーを性や性に関連する事柄についての知識の獲得等の知的活動（性に関するディスカッションをしたり、性についての知識を追及したりすること）によって攻撃性（競争心、支配欲、反抗心）と性欲動を社会的に受け入れられるような形で満たし、解放する一種の"昇華"の意味をもつことが多いのです。

　つまり、エス（本能）のエネルギーを多くの知識を獲得し、すぐれた論理的思考を展開することに向けることは、競争心や自己顕示欲の満足を意味します。また、筋の通った論理的思考は批判力の発揮という形で他者への攻撃性を満たしますし、さらにまた、知識の摂取は口愛的欲求や性的好奇心を満足させるとしています。

## ●合理化（rationalization）

　通常、合理化のメカニズムとしては、自己のとった行動や態度や考えなどに対して、論理的に妥当な、あるいは倫理的に非難されないような説明をつけ、それによって不安を起こさずに自己の言動を達成しようとする試みですが、自己の言動の真の動機は意識化しません。これは、欲求充足と防衛との間で葛藤が生じた際に、その葛藤を隠蔽するために二次的に発動される（もっともらしい理由をつけて目を背ける）メカニズムだからです。

　合理化とは、自分にとって都合の良い説明づけをする"誤魔化し"でもありますが、必ずしもウソではなく、事実も少しは含む誤魔化しです。

　例えば、どのような失敗をしても"失敗は成功の元"と自分を納得させたりします。また、例えば、

# がん末期のロゴジック

## 患者になったジャーナリストが書き込んだ500日

### 高橋ユリカ 著

落ち込んで、泣いて、怒って、

凹んで、立ち直って、

そして受け容れた…

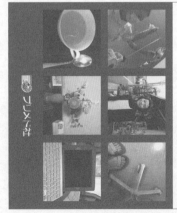

### がん末期のロゴジック

患者になったジャーナリストが書き込んだ500日

高橋ユリカ 著

プリメド社

■A5変形判 163頁
■定価：本体1,800円＋税
■ISBN978-4-938866-58-7

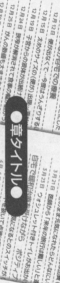

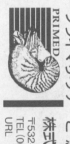

PRIMED

"プライマリ・ケア" と "患者支援" の医学書出版

株式会社 プリメド社

〒532-0003大阪市淀川区宮原4-4-63
TEL (06) 6393-7727 FAX (06) 6393-7786
URL http://www.primed.co.jp

「仕事はきついし、女房は冷たい。だから自分で自分を慰める他ないんだ」といってアルコールにどっぷり浸かっている理由づけをする場合もそうです。

　こうした合理化の例として有名な話が、イソップ物語に出てくるキツネの物語です。ブドウを取ろうとしても取れなかったキツネは、自分のものにすることができないものをできる限り過小評価し、自分を慰めるために「あんなブドウは、どうせ酸っぱいに違いない」という捨てセリフを残して去って行ったというものです。

　すべての合理化が決して悪いというわけではなく、健康な方も結構使うメカニズムでもあり、くよくよせず、前向きな姿勢を取るために、ときとして使われています。

## ●抵抗（resistance）

　抵抗は治療場面でさまざまな現れ方をします。例えば、何も話さなくなったとか、何も頭に浮かんで来ないとか、逆に話すことが沢山有り過ぎてしまって何から話してよいか決められない、予約時間を忘れる、料金のことを忘れるなどです。S.フロイドは治療過程で遭遇する抵抗を5つあげています。

| 抑圧抵抗<br>（repression resistance） | これはフロイドが初めて認識した抵抗で、無意識の意識化を阻み、抑圧されたものを無意識に止めておこうとします。「この頃はもう話すことがなくなりました」、「つまらんことばかり浮かんできます」などという言葉で表現されたりします |
|---|---|
| 転移性抵抗<br>（transference resistance） | 上記の"抑圧抵抗"と本質的には同じですが、治療者に特殊な感情をもつことにより治療に対する抵抗を意識化させないようにすることで、治療を停滞させます |
| 第2次疾病利得から生じる抵抗<br>（secondary-gain resistance） | 病気になることにより得られる2次的な満足を失うまいとして治療に抵抗をすることです。例えば、喘息の症状が出現すると、母親が会社を休んで家にいてくれる子どもの場合がそうですし、ヒステリー患者や心身症の患者では普遍的に現れます |
| エス（本能）から起こってくる抵抗<br>（Id resistance） | これまで挙げた3つの抵抗が自我から起こったものであるのに対し、これはエス（＝イド）から起こってくる抵抗です。精神分析が進むなかでいろいろな抵抗が処理され、患者に洞察が得られたかにみえながらも、再び逆転して小児欲求が再現するという困難状況が繰り返し起こってくることから、反復強迫抵抗（repetition compulsion）ともいわれます。つまり、無意識レベルの問題点に接近させないようにする抵抗といえます |
| 超自我抵抗<br>（super-ego resistance） | 超自我が厳しい懲罰要求をもっているとき、治療によって患者が楽になることを超自我が許しません。もちろんそのメカニズムは無意識の中で作用するので、患者には"罪人"の意識はなく、病人の意識しかありません。超自我が執拗に自己破戒（self destruction）を繰り返すことにより、治療的努力を無にしようとするものです |

## ●同一化（identification）

　前出の"摂取"との区別は必ずしも明らかではありませんが、同一化は子どものこころの中で自・

他の区別がかなり明らかになって初めて現れてくるものであり、自我の発達に重要な役割を果たすものです。

　同一化により他人の有している色々な要素（思想、目標、行動様式、癖、反応様式、性格特性、感情の表現様式など）を無意識的に引き継ぐことで、超自我形成や自我同一性（アイデンティティ）の形成が促されます。

◎パーソナリティの発達と同一化

　口唇期の早期、すなわち生後数週間以内では、乳児はまだ自己と母親との識別ができない母子未分化な状態にあり、この原初的な母子関係の状態をS.フロイトは第1次同一化（primary identification）といっています。

　やがて、自我が発達し、自・他の識別ができるようになると、幼児は親の振る舞いや言葉を模倣するようになってきます。親も子どもの振る舞いや言葉を模倣するため、その相互関係によって子どもの学習過程は強化されます。

　最初は男児も女児も同一化の対象は母親ですが、自我が発達するにつれ男児は父親と、女児は母親と同一化するようになります。潜在期（学童期）から思春期では友人、教師などと同一化が起こり、こうした同一化を基礎として自己同一性が形成されます。

◎攻撃者との同一化

　子どもが親などから罰を与えられそうな恐怖を抱くとき、その大人の攻撃的態度を自分の中に取り入れ、自らに対して攻撃的態度を取ることがあります。このメカニズムを攻撃者との同一化といいます。これは自分の行為に対する他人の批判を内在化するプロセスでもあるため、正常な超自我の発達の前段階としての意味をもつといわれています。このように、「攻撃者への同一化」は文字どおりに、攻撃を向ける相手に同一化することです。つまり、攻撃を向ける相手と一体化することで、相手から攻撃が向けられないで済むと思い込み、攻撃される不安が和らいだり、解消したりします。さらに、自分自身は攻撃者と同じぐらい強い人間だ、という錯覚を自身に与え、こころを安定させるしくみを意味します。

　この種の「攻撃者への同一化」は、子どもにしばしば見られます。例えば、いじめっ子に同一化して、いじめっ子と一緒にいじめられっ子をいじめることで自分の強さをひけらかし、自分がいじめられずに済むと安心したり、その怖い人（いじめっ子）と同じくらい強くなったという錯覚により、怖い事や怖い人はいなくなると思ってしまうのです。

　攻撃者と向き合って、正当な反論をする精神力こそが「攻撃者への同一化」という防衛に逃げ込まずに済む、成熟した健康的な「こころの強さ」につながります。


●補償（compensation）

　A.アドラーが唱えた概念の一つで、劣等意識を克服して優越性、力、完全性を求める人間行動の原動力となる心的メカニズムの概念です。つまり、人間には創造力があるとの前提の上に補償という概念が成り立っていると言っています。補償には次の5つのタイプが考えられています。

　①劣等意識の源泉たるハンディキャップそのものを直接除去する克服法で、吃音を克服した雄弁家デモステネスがその例です

　②ハンディキャップを除去できないときに、代償的な方法あるいは対照的な能力の活用をすることによって満足する方法で、病弱児としての劣等意識を思想家になることによって克服したニーチェがその例です

③劣等意識を引き起こす価値そのものを否定したり引き下げたりすることで克服する方法で、イソップ物語の"すっぱいブドウ"や、財力に劣等感を持つ者が、「金持ちが幸福とは限らない」と考えるのも、同じ心理です

④空想・白昼夢の中に逃避したり、閉じ籠ったりして復讐する方法で、自己の不運をかこつ（嘆く）者が上流社会の退廃を描いた TV や映画に夢中になるのがその例です

⑤劣等意識を隠す装いを凝らすことで克服する方法で、身体的、社会的劣等意識を持つ者が、髭を蓄えたり、ブランド物の高価な靴や服装を身につけるといったのがその例です

　補償を経験しない人は少ないですが、補償の結果、他を威圧、支配、攻撃するとか、人の注目・関心・世話を求めるとか、失敗を恐れて決断を絶えず回避することになれば、これは健全な補償とはいえません。

　劣等意識の補償に失敗すると、劣等コンプレックス（inferiority complex）か、あるいは優越コンプレックス（superiority complex）に陥ります。前者は、多くの場合、怒りっぽい、復讐的、乱暴、視線をそらす、会話をいつも自分のことにもってくる、人の話を聞かない等となって表れます。後者は極端にエレガントな格好をする、自慢、支配的、苦情家、人を見下げる、著名人と親交したがる、博学・体格・自己の性格を誇る、横柄、女性を卑下する等にうかがえます。

## ●転位 （displacement）

　人間の本能的な衝動は、不快あるいは緊張の緩和を図るために生じるもので、その求めているものが満たされないとカセクシスの対象となる「代用品」を次から次へと求めて見つけ出します。このように、心的エネルギーの対象をあるものから他のものへと置き換えることを"転位"とよんでいます。

　もちろん、転位は成熟の結果だけではなく、フラストレーション、葛藤、不安などの結果としても生まれてきます。例えば、乳児にとっては当然の事として許されていた乳首を吸うことも、成長するにつれて許されなくなります。すると子どもは飴玉をしゃぶり、チューインガムを咬むようになります。大人になると飴玉をしゃぶっているわけにもいかないので煙草を吸ったり、お酒を飲んだり、キスをすることによって乳児期に味わった口唇的な満足を再現しているのです。

　こうしたさまざまな口唇的な行為は、ただ単に飢えの衝動を満足させているだけではなく、性的な満足を与えたり、攻撃的な衝動を発散させている場合も少なくありません。また、大人の趣味や関心は非常に複雑な動機づけを含んでおり、1 つの活動や行為が多くの目的を果たしています。例えば、ゴルフにしても、単にボールを打つという運動の中には社会的に格好がいいとか、地位や富のシンボルであったり、友人との付き合い、商売上の話を進める場であったり、ボールを叩くことによる攻撃性の発散など、多くの要素を含んでいます。

　ただ、自分の年齢や社会的地位に相等しい言動をとらなければこの社会から即座に制裁を受けてしまうため、私たちはこのカセクシスの対象の代用品を無差別に選んでいるわけではありません。

## ●固着 （fixation）

　私たちは、成長するに伴い 1 つの段階から次の段階へと自然に進んで行きますが、ときにはいくら努力して頑張っても、とても目標に達することができないようであれば、もうこれ以上無駄な努力をせずにいた方が良いといった気持になりがちです。例えば、弟や妹のようには親から可愛いがってもらえないため、今の精神年齢で留まっていれば、いつか弟・妹が同じレベルの精神年齢に達するので、その時点で同じように可愛いがってもらえると無意識に考え、精神的成長を止めてしまったりしま

す。

## ●行動化 （acting out）

　人は、辛いことや哀しいことから「自分のこころ」を守るため、防衛策として自分の"こころに服のようなものを着せて"生きています。例えば、自分にとって辛いことや哀しいことから逃れる手段の一つに「行動化」があります。

　「行動化」とは、イヤな出来事があったりすると感じてしまう辛さや哀しさを乗り越えるための努力をしたり、その出来事を解決や改善させるために取り組んだりすることをせず、その代わりに「想定外の行動」に出ることを意味します。

　また、人は怒りや困惑感などによる葛藤がこころの中で非常に強くなった場合、その葛藤を冷静に言葉にできないことがありますし、葛藤が余りにも多いと、たとえ言葉にしてもこの葛藤が解消しきれないことがあります。そういった場合に「行動化」がみられます。

　葛藤がそれほど多くなくても、あるいはまた、たとえ些細な葛藤であっても、こころの中で抱えることがほとんどできない人もいます。そのような人は、こころが脆弱であったり、人格的に偏りがあったりするため、「行動化」が頻繁にみられます。さらにまた、幼い子どもの場合も葛藤を抱えることができないため、よく泣いたり、怒ったり、ケンカをしたりしますし、子どもがケガや事故に遭うときは、そういった抱えきれない感情や葛藤が背景にある場合もあります。

　もしクライエントが激しい怒りの発言をしたり、攻撃的な行為を示したりするとすれば、自らが抱える葛藤を「行動化」という形で"外"に排出させなければ、こころが耐えられなくなっていることを表しています。想定外であったり、少しとまどってしまうような行動や発言やケガをクライエントがした場合、これはクライエント自身が混沌とした状態にあることを表す「こころの叫び」だと理解してください。

## ●理想化 （idealization）

　乳児は、「お腹が空いたのでおっぱいが欲しい」、「喉が渇いたので飲む物が欲しい」、「眠りたい」、「抱っこして欲しい」などといった自分の欲求が満たされることを当然と思う"万能感"を抱いて生きているとともに、そのときには母親や自分の欲求を満たしてくれる周囲と一体感を感じています。

　しかし、成長するにつれ、自身の存在は親や周囲によって保たれていることを少し理解するようになり、一体感の感覚は失われ、それまで抱いていた万能感も失われます。そこで幼児は、自分自身にではなく、両親が万能的であるととらえ、両親を理想化の対象とします。そうすることで、さまざまな攻撃的な感情を少し切り離すことができるようになり、"理想化"した相手を真似るという"取り入れ"によって親を内在化し、成長した際には親と似たような振る舞いをするようになります。

　また、思春期においては、親以外の相手を"理想化"し、その相手の振る舞いを取り入れて内在化していくため、似た者同士の交流が生まれるようになります。

## ●躁的防衛 （manic defence）

　苦しみや恐怖や不安などの"不快な状態"を、自分から切り離そうとする「躁的防衛」というこころの操作の仕方があります。「躁的防衛」を使っている本人は、自分が躁的防衛を使っているとは気づきません。しかし、違和感を抱かせるほど明るく振る舞ったり、大声で話し続けたり、近寄りがたいような"カラ元気"が目立つため、周囲は気づきます。

「躁的防衛」を使っている人は、"白昼夢" という、目が覚めても夢の世界に入り込んで、理想の世界で生きる自分を想像し続けたり、色々と支配できる万能的な自分を想像したりすることで、こころの痛みや哀しみをごまかしています。もちろん、周囲の人たちは、「躁的防衛」を使っている人に対して関わりづらさや違和感を抱きますので、その人と周囲の人たちは、親密な関係や安定した関係を築くことができません

## 3.防衛メカニズムのまとめ

このように、自我の防衛メカニズムは、現実を歪め、無意識の中へ多くの内容を押し込めることにより、何とかして不安を減少させようとします。防衛メカニズムそのものは、自らを維持するためには大切な働きをもつものだということは言うまでもありませんが、そのメカニズムが極端に働く場合、自我に融通性、柔軟性がなくなり、社会適応ができなくなってしまいます。

## 4.こころの健康に影響を与える要因

こころの健康に影響を与える要因は、主に「ストレス要因」、「ストレス反応」、「心理的防衛メカニズム」の３つです。

たとえば、今日のような厳しい経済環境にあっては、不況は誰にとってもストレス要因になります。それをこれまでとは全く違った視点に立って考える機会を得たとプラス思考で考える人もいますし、結果としてプラスに向かった業態もあります。コロナ禍で外出できなかったことでゲームをする人が増えたことから、ゲーム業界が好況だったといわれています。また逆に、コロナ禍で外出できないことからうつ病やうつ状態に陥る人が増えたため、メンタルヘルス領域の人はその対策・対応に追われたとも聞いています。

### ●こころの健康に影響を与える要因を語るエピソード例

ストレスがいかに小さなこどものこころの健康に影響を与えるか、について書かれたエピソードを次ページでご紹介しましょう。

筆者が病院に勤務していたかつて、親しい友人である渡部律子さん（日本女子大学名誉教授）からワープロで作成された冊子を手渡され、「姪が書いたものなんだけど小児病棟に置いてもらえないだろうか」と依頼を受けたことがあります。さっそく小児科部長の許可を得て、病棟に置きました。やがて、その冊子は、家族だけでなくスタッフの目にとまり、看護学校の講義にも使うことにもなりました。

その冊子の作者は渡部さんの姪の佐川奈津子さん。そしてタイトルは『お兄ちゃんが病気になったその日から』といい、物語は、お兄ちゃんが病気になったことで弟の目をとおしたクマの家族のお話です。その原文を佐川さんの許諾を得て、以下に全文（原文のまま）をご紹介します（なお、この物語は、後日、絵本として出版されましたが現在は廃版のようです）。

# 『お兄ちゃんが病気になったその日から』
## 佐川奈津子著

　僕の家族は、4人。お父さんぐまに、お母さんぐま。いつも一緒に遊んでくれるお兄ちゃんぐまに、そして、この僕。みんなからは、「大きいのにとてもやさしくて、すてきな家族だね！！」とよく言われる。僕の自慢の家族なんだ。エヘン！！

　僕の家のとなりには、ちょっと小さくて、あわてんぼうのうさぎさん一家が住んでいる。毎日僕たちは、うさ君とうさちゃんを誘って、日が暮れるまで森の中で遊んでいるんだ。

　そんなある日、僕にとって、とても恐ろしく長い長い一日がやってきた。

　その日はちょうど季節はずれの台風が来た日で、隣のうさぎさん一家は、南の島に旅行中だった。外で遊べない僕とお兄ちゃんは、仕方なく二人だけで絵をかいて遊んでいた。「ねえ、ねえ、お兄ちゃん。僕の絵、お兄ちゃんのより上手だよ！」って言って、競争していたんだ。すると、突然、お兄ちゃんがクレヨンをポトンと落として、「お母さん、頭が痛いよ！！」って叫び出したんだ。いつもあんなにがまん強いお兄ちゃんが、泣きながらお母さんを呼んでいるんだ。

　僕は、なんだかとてもこわくなって、その後のことはよく覚えていない。だけど、ひとつだけちゃんと覚えていることがある。それは、その日から僕の家にお母さんとお兄ちゃんがいなくなっちゃったことだ。僕には、いったい何が起きたのかわからなかった。夢を見ているのかと思ったけれど、なぜかこわくてこわくて、からだの震えが止まらなかった。だけど僕は勇気を出して、お父さんに聞いてみた。「お兄ちゃんとお母さんはどこに行ったの？」

　いつもお父さんは、とても大きくて、温かくて頼りがいがあるのに、その時のお父さんは少し冷たくて、少し小さくて怒っているようにも見えた。そして僕の質問には何も答えてくれなくて、お父さんまでどこかへ急いで行ってしまった。

　僕はたったひとりぼっち。広い家の中でますます怖くなり、泣きそうになるのをひたすらこらえながら、お兄ちゃんとお母さんが僕のところへ帰ってきてくれるのを待った。僕は暗い部屋の中で、ひとり震えていた。決して、寒かったんじゃない。何が起こっているのかまったくわからなかったことが、僕にとってすごくすごく怖かったんだ。

　僕がお兄ちゃんに会えたのは、それからしばらくしてからのことだった。僕はお父さんに連れられて、大きな白い建物の中へ入って行った。どうやらこの病院に僕のお兄ちゃんはいるらしい。"とうとうお兄ちゃんとお母さんに会えるんだ。"そう思うと、僕はうれしくてドキドキしていた。それなのにお兄ちゃんは、いろんなものを体にいっぱいつけて、ベッドで寝ていた。遊べそうにはなかった。"どうしたんだろう？"僕の頭の中は、わけがわからないことだらけで、ぐしゃぐしゃしていた。せっかくお兄ちゃんとお母さんに会えたのに、僕は泣きたくなった。そして僕はいますぐにこの病院を抜け出し、家まで走って帰りたくなったんだ。

　"僕の家族はどうしちゃったんだろうか？これからどうなるんだろうか。"頭の中でいろいろ考えていると、お母さんが無理に僕にほほえんで言った。「ひとりでさみしいだろうけど、お兄ちゃんはもっと頑張っているから、がまんしていい子でいてね。」

　僕は、泣きそうになるのをこらえながらこころの中だけで、"そんなのいやだよ！"って叫んだ。だって、

あまりにもいっぱい我慢しなくちゃいけないことがあるんだもの。でも僕は、お母さんを悲しませたくなかったので、おとなしく「うん」と、うなずいた。そして、こう思った。"僕さえがまんして、おとなしくしていれば、お兄ちゃんは元気になるんだ"

　僕は約束どおり、おとなしくいい子でいた。けれど、お兄ちゃんもお母さんも、なかなか帰ってきてはくれなかった。お父さんは、このごろますます無口になって、昔のようにキャッチボールをして遊んでくれなくなった。うさぎさん一家も遠慮して遊びに誘ってくれなくなった。僕はいつもひとりぼっちだった。"お兄ちゃんは、僕からお母さんを取ったんだ。ひとりじめしてるんだ"って思った時、僕は自分で自分をしかった。"お兄ちゃんは病気なんだ。僕とは違うんだ。元気な僕がはがまんしなくちゃいけないんだ。"僕は何度も何度もこころの中でそうつぶやいた。なのに、ときどきお兄ちゃんのことが嫌いな僕がいた。

　僕は毎週お父さんと、お兄ちゃんの病院に行った。そこで僕はお兄ちゃんと二人きりにさせられた。僕の想像だけど、その間、お父さんとお母さんは、病院の先生とお兄ちゃんのことについて話し合っていたんだと思う。

　お兄ちゃんは、病気になってから少し変わったと僕は思っている。それがいいことなのかどうかは、わからないけど。たとえば、看護師さんと遊んで楽しかったとか、お母さんがどれほどやさしかったとかを、僕に自慢するんだ。そんなとき、僕は涙をこらえて"いじわるなお兄ちゃんなんか、大嫌いだよ！"って思った。

　病院に行くたびに、お兄ちゃんのきげんは違った。本当にしんどそうなときもあったし、僕のことをわざと無視するときもあった。病気になる前のやさしいお兄ちゃんのときは、いろんな楽しい話をしてくれた。

　春になり、僕はまたひとつ上の学年になった。けれども、学校のことなんかちっとも頭の中になくて、お兄ちゃんの病気のことでいっぱいだった。お父さんもお母さんも、僕のお兄ちゃんのことは詳しく話してくれなかったから、やっぱり僕はあの日のままわからないことだらけで、胸のあたりがモヤモヤしていた。

　僕はだんだん一人でいるさみしさには慣れていった。けれどひとつだけ、どうしても我慢できないことがあった。僕は毎週、ちゃんとお兄ちゃんの病院にお見舞いに行っているのに、病院の先生も看護師さんも、となりのベッドの人も、違う病気でお兄ちゃんと仲のいい人も、僕にはなんにも声をかけてくれないんだ。声をかけてくれる時には、「きみのお兄ちゃん、偉いね！」だった。"僕が頑張っているから、お兄ちゃんだって頑張れるんだ！！"って思ったけど、そんなこと思う子は"いい子じゃない"ってわかっていたから、本当の僕の気持はどこか知らないところへ飛ばしてやった。僕の本当の気持っていうのは、たぶん誰かにしばらくの間いっしょに居てほしかったんだと思う。だけどお兄ちゃんのことを考えたら、けっして言えなかった。

　僕はお兄ちゃんの病気が長くなるにつれて、"わがままな自分"と戦わなくてはいけなくなっていった。"わがままな自分"とは、"僕だってお母さんと一緒にいたい！"という思いだった。これだけは消そうとしても、どこへも消えてはくれなかった。僕は"お母さんをひとりじめしたい"と思う自分が大嫌いだった。だって、それは"いい子じゃない"から。お兄ちゃんはあんなに頑張って病気と戦っているのに、僕はどうしてこんなわがままを言うのだろうか？僕は……悩んだ。僕は……苦しかった。そして僕はさみしかった。

　もう僕のこころの中は、お兄ちゃんのことなんかどうでもよくなっていた。それより僕は、やさしかっ

131

たお母さんと、頼りがいのあったお父さんと一緒にいたかった。僕だけのために、一緒にいてほしいと強く願うようになってしまったんだ。僕のこころの中はいつしか「ぼく」が中心になっていた。そのたびにやっぱり僕は、自分をしかった。

（お兄ちゃんは病気になって2年ほどで死んでしまった。）あれから何年もたって、僕は大人になった。けれどいまだに僕は、お兄ちゃんが病気と頑張ってたたかっている時に"自分のことしか考えなかった僕"をしかっている。お母さんの大変さ、お父さんの不安、お兄ちゃんの苦しさを、どうして僕はわかってあげられなかったんだろうかって、僕は自分に腹を立てているんだ。

でも、大人になった今、僕はわかったんだ。その中に、僕のさみしさを入れればよかったってことが。そう、入れてもよかったんだ。だって、僕たちは家族で、みんそれぞれに苦しかったんだから。

誰が一番がんばったとか、僕はいい子じゃなかったとか、そういう問題じゃないんだ。家族の誰かが病気になるってことは、とても大変なことで、みんながそれぞれに悩んだり、我慢したりして成長するんだと、僕は大人になってから初めて気がついた。

そして、僕は自分の気がついたことで、少しでも早く"僕をしかる自分"がいなくなればいいな、と思っている。それはとても難しいことだけれど、今日も僕は一度嫌いになった自分のことを、好きになれるようがんばっているんだ。

## ●子どもは本能エネルギーをためこむとこころの内面に攻撃エネルギーを向けることに

この本の主人公である"僕"は、全く状況が呑み込めないものの、感覚的にお兄ちゃんが大変なことになっていて、そのお兄ちゃんのことに一生懸命になっているお父さん・お母さんの負担にならないように"いい子"でいようとし続けています。お父さん・お母さんの負担にならないようにするには、自分の本当の気持ちを抑え込むしかないと、幼い子どもながらも感じ取っていたのです。

本来、本能エネルギーを抑圧すると、"攻撃性"エネルギーへと転化していきます。つまり、そのエネルギーを何らかの形（できれば、昇華という形）で発散しなければ、溜まり溜まったマグマが一挙に噴き出す火山の噴火のように、噴火が鎮まるまでエネルギーを出し尽くす必要があります。

ところが、発散させることなく必死になって抑え込むばかりだけであれば、本能エネルギーは溜まる一方となります。しかも、本能衝動をコントロールする力がまだまだ未熟な子どもが、ストレス（攻撃性エネルギー）を発散する術も場もない状態の中で本能エネルギーを溜め続けると、当然、自らの内面にその攻撃性エネルギーを向けざるを得なくなりますので、精神発達に歪みが生じることになるのは自明です。

しかし、いい子でいればいるほど、周囲の人は本人の辛さ、しんどさに気づくことはありませんので、ガス抜きをする必要性を感じず見過ごしてしまうことになるのは当然のことだと思います。

## ●ストレス要因に対応する防衛メカニズム

ストレス要因をポジティブにとらえるかネガティブにとらえるかは、前述したような心理的防衛メカニズムにかかっています。ストレス要因に対しネガティブな影響を与える防衛メカニズムとしては、「抑圧」、「置き換え」、「知性化」、「反動形成」、「取り消し」、「感情の隔離」、「解離」等があります。これは、「考えない」、「忘れる」、「割り切る」といった代償形成ですが、その結果、不安やイライラ、抑うつが生じ、精神活動にブレーキがかかることになります。

　さらに心理的防衛メカニズムがネガティブに強化されると、ストレス反応としては軽度の心象（記憶や想像、思考）の歪曲が起こってしまい、「理想化」、「万能感」などの心理的防衛メカニズムがそれを演出するようになります。自分自身や自分の身体、または他者の心像について歪曲した形で認知してしまうのですが、それが自尊心の調整のために用いられてしまうことがあります。そのため、人間関係も歪曲してしまいがちになるのです。

　このような心理的防衛メカニズムが否定的な形で進んでしまったものが、「投影」、「合理化」、「否認」などです。これらは、不快で受け入れたくないストレス要因や「衝動」、「感情」、「観念」、または「責任」は自分以外にあると決めつけ、自分を守るために防衛を働かせます。しかし、相手や周りからすれば、極めて自分勝手な姿として映るため、人間関係は悪化します。場合によっては、病的に映ったりすることがあります。このような心的防衛メカニズムが増悪されると、「攻撃性」、「引きこもり」、「自傷他害行為」といった行動化する防衛メカニズムもあります。

　統合失調症や重度の人格障害等を生じさせる防衛メカニズムとしては、「妄想的投影」、「病的否認」、「病的歪曲」がありますが、これは個人の反応を封じ込め、客観的現実を認知することをほとんど不可能にしてしまいます。

## ●健康な防衛メカニズムとは

　では、どのような心理的防衛メカニズムなら健康といわれるのでしょうか。それは、私たちがストレス要因に晒されたとき、なぜそれをストレスと感じてしまうのか、その理由を冷静に見つめ直し、反応する意味を理解するために機能したり、また、他者に降りかかったストレス要因を受け止め、他者が反応する意味を理解しようと機能するメカニズムがそうです。

　具体的には、「自己理解」、「洞察」、「他者理解」などがそうです。さらに相互理解によってコラボレーション（協働）を深めたり、アサーション（自分の思いや考えを言葉に表す）によって自己表現したり、ユーモアを交えた形で伝達することよって癒され、助け合い、成長するといったことを目指します。

　また、昇華や抑制では、社会的に認められた形でそのストレスを解消したり、納得のいく形でコントロールして整理したりします。

　こういった心理的防衛メカニズムは、家庭、学校、職場、地域社会などで身につけられていきますが、自分がどのような心理的防衛メカニズムを身につけて日々の生活を営んでいるか、まずはそのことに気づくことがとても大切です。

# 第 10 章

# 個別化が必要な理由をパーソナリティの成り立ちから考える

**Key words** クライエント中心療法／パーソナリティ変容／自己概念／自己一致／エス／自我／超自我／エスの快楽原理
／エネルギー効率／安心感／エディパス葛藤／人間の基本的欲求／愛着形成

## ■カール・ロジャーズのパーソナリティ変容条件

　米国の心理学者の C.R.ロジャーズが開発した来談者中心療法（クライエント中心療法）の目的は、
『直接的な問題解決』よりも『人格的な成長・精神的な成熟による問題解決』の方に主眼がありまし
た。彼は、『カウンセラーの基本的態度』、つまり徹底的な傾聴や共感的理解、非審判的態度などに基
づく交流を図ることで、クライエントのパーソナリティがより適応的で機能的なものに変容すると考
えていました。

　その来談者中心療法をベースとしたカウンセリングでは、クライエントの『問題解決・心理的ケア』
と合わせて『パーソナリティ変容（人格的成熟・精神的成長）』が大きな目標となりますが、ロジャ
ーズ自身は『パーソナリティ変容条件』として次の 6 項目をあげています。

| ① | カウンセラーとクライエントとの、双方向的で共感的な信頼関係（ラポール）の構築 |
|---|---|
| ② | クライエントが、自分はこういう人間だと思っている『自己概念』と実際に今、経験している『自己経験』が矛盾なく一致していること（自己一致）。もし、理想自我と現実自我の間に、また、自己経験と自己概念（自己定義）との間に大きなギャップがある場合には心理的葛藤や苦痛が大きくなり、所与の環境への適応ができなくなる |
| ③ | カウンセラー自身も、クライエントとの関係性の中で、自分がこういう人間だと定義する『自己概念』と『現実の経験』とが矛盾無く一致していること |
| ④ | クライエントの感情・価値観に対して批判や反論をせずに、無条件の肯定的受容・積極的尊重をすること。クライエントの考え方・発言に多少の間違いがあっても、審判的態度や断罪的なスタンスを取ることなく、カウンセラーは常にクライエントの支持・ケアに努めるようにしなければならないこと |
| ⑤ | カウンセラーは、クライエントの立場に自分を置き換えた『共感的な理解』を進めながら、クライエントの感情や衝動に呑みこまれないように注意すること |
| ⑥ | 『無条件の肯定的受容・積極的尊重』と『共感的な理解』を、クライエントに対し何らかの形で伝わるように工夫すること |

　ロジャーズは、この 6 つの必要十分条件が揃っていれば、カウンセラーがどのような理論・技法を
用いてカウンセリングを行っても、あるいはクライエントの元々の性格特性がどのようなものであっ
ても、何らかの『肯定的な意味を持つパーソナリティ変容』が引き起こされるはずだという臨床的・
経験的な信念（人間観）を持っていました。ちなみに、ロジャーズの理論は「自己成長論」とよばれ
ています。

　さて、クライエント中心療法では、その効果として、クライエントはどのように人格（パーソナリ

ティ）が変容すると想定されているでしょうか？

ロジャーズの『クライアント中心療法』に所収された論文「人格と行動についての理論」では、ロジャーズ自身による「自己理論（self-theory）」から、人格の変化の過程が説明されています。

◎自己理論

| | |
|---|---|
| 内的準拠枠 | クライエントの行動を理解するには、そのクライエントの「内的準拠枠」、つまり、そのクライエントが知覚し、経験している世界の内側からの視点が重要だと言っています |
| 自己概念 | クライエントが知覚している世界と、その世界の中心に在るクライエントが自らに対して持っている自己に対する認知・認識、すなわち「自己概念（self-concept）」と呼ばれる世界とが存在しています。この自己概念は、クライエントの中で生起し、クライエントによって意識される可能性を持った「経験」を通して変化します。また、その経験には、視覚や聴覚、嗅覚など、さまざまな感覚からさまざまな刺激を受けている身体的な反応も含んでいます。しかし、普通はほとんど注意を向けることがないため、その一部しか意識できていません |

ロジャーズによると、人格の変化とは、「自己概念」が、如何にこのような「経験」を柔軟に取り入れ、その構造を変化させ、再体制化してくのか、という点から説明できるとしています。

◎人格の変化の方向性

ロジャーズは、自己理論の視点から、心理的不適応について次のように説明しています。「心理的不適応とは、クライエントにとって重要な意味を持つ「自己概念」が、行動や身体的な反応も含めた「経験」と矛盾しているとき、その経験を正確に知覚できなかったり、取り入れることができない状態の時に心理的緊張が生じること」。

## ■人格発達論

パーソナリティ理論には、C.G.ユングや E.クレッチマーなどに代表され、主にドイツを中心に発展した＜類型論＞、J.P.ギルフォードや L.コールバーグなどに代表され英・米を中心に発展した＜特性論＞、S.フロイトが提唱した＜構造論＞があります。

ちなみに、S.フロイトは、エス（イド）、自我（エゴ）、超自我（スーパーエゴ）という３つの構造とその相互作用により性格が決まると考えました。「エス」とは本能的な衝動、「超自我」とは道徳的な行動、そしてこの２つを調整するのが「自我」です。例えば「自我」が弱いと「エス」と「超自我」の調整がうまくいかず本能的な行動が勝ってしまったり、というように３者の関係性がその人の性格を決めるとフロイトは考えました。

ここでは、このフロイトの性格理論に基づいて話を進めていきます。

# ［乳幼児期］

「三つ子の魂、百まで」といわれるように、3歳頃まで（脳細胞の増加がこの時期辺りでピークに達し、以後は漸減していきます。これを老化といいます。つまり4歳頃からは老化が進み始めることになります）の母親との関係や養育環境（母親を父親が如何に支えるかも含め）などが、その後の人生において巡ってくるさまざまな経験と壁などを乗り越えることができる力を身につけることができるかどうかに大きく影響を与えるのです。

# 1.乳幼児期とその特徴
## ●乳幼児期の依存性

　もし仮に母親の胎内にいた頃のことを思い浮かべることができるならば、恐らくは何の憂いも悩みもない完璧な状態であったと思います。ところが、いざ生まれてみるとこの世の風は冷たいものでした。自分では何一つ、飲むことも食べることもできません。それどころか、寒い冬の夜に布団からはみ出しても、毛布一枚、自らの力では掛けることすらできません。栄養摂取と保温は生きていくうえで絶対に不可欠なものなので、自力でこの基本的な要求を満たし得ない状態に置かれるということは、死活にかかわる問題です。このことは「依存することへの不安」と言い換えることができます。また、精神分析ではこうした状態に置かれたことのショックを「出産外傷」といい、人間の不安の出発点と考えています。

　この依存の問題は、何も肉体的な面に限ったことではなく、同様のことは心理的な面についてもいえます。幼児はおむつを替えてもらったり、ミルクを飲ませてもらうだけでなく、あやしたり、話しかけてもらったり、子守り歌を歌ってもらったりすることが極めて大切です。

　つまり、子どもにとっては、親から愛され、守ってもらうことが非常に大切なことなのです（E.H.エリクソンは生後1年位の時期を「信頼を覚える時期」と呼んでいます）。

　この時期に心理的に満たされない状況が続くと、人に対する信頼を持つことができなくなるため、将来的に人間関係を結ぶことに躊躇することになります。結果として、人格形成にとって不可欠な"経験"を積むことができない、あるいは乏しくなり、社会生活を営むうえでさまざまな支障が生じることになります。

　母親からの愛情を感じながら育っている場合であっても、このように依存している限りにおいては、子どもの方では「もし母親が面倒見てくれなくなったらどうしよう」という不安を絶えずこころの中で感じています。

　こうした不安に打ち勝って生きるためには、自分で何かをする、つまり、自らの力に頼ることを習い覚えなければなりません。幼児が何かを握ったり、立っては転び、転んでは立ちながらもどこかに行こうとするのは、こうした不安を克服する意欲の表れと考えられます。こうした傾向なり力について、O.ランクは「意志（will）」と呼び、ロジャーズは「自己実現」と呼んでいます。自分独りの力で何かできるようになれば、それだけ他人に依存しなくて済むので自信もつき、安心できるわけです。

　このことは大人にも当てはまるわけで、人間は絶えず依存から独立へと進もうとしながらも、現実の厳しさや困難な環境のために挫折し、くじけた結果、誰かに頼るといったことを繰り返しています。

## ●エスの快楽原理

　生まれたばかりの乳児は「本能」の塊のようなものであり、自分の衝動に基づいてのみ行動をします。こうした本能的・衝動的なエネルギーのかたまりを、精神分析では「エス：Es（イド：id）」と呼んでおり、そのエスの唯一の目的は、「自分の内外からの緊張をすぐその場で緩和させること」です。

　例えば、お腹が減れば母親のつごうを考えず泣き叫び、ミルクを欲しがり、乳児は周囲の人のことを考えることができません。何かが欲しくなれば、今すぐに自分の欲求を満たそうとします。これを「エスの快楽原理」と言います。

　しかし、悲しいことに母親もできるだけ早く授乳をしようとし、オムツを替えようとしますが、い

つもそんなに手際良くできる訳がありません。乳児は、欲しいものが手に入るまでの間、自分の欲しいものをイメージ（心象）として頭の中に描くことで、せめてもの満足を得ようとしていると考えられています。こうしたイメージの形成により、エスの欲望を満たそうとすることを「エスの第一次過程」と呼んでいます。

　しかし、実際にはお腹が一杯になるわけでもなく、乾きが癒されるわけでもありません。このように、たとえ一所懸命に回りの人達が面倒をみようとしても、乳児は必ず不満を感じるのです。この不満がフラストレーションです。フラストレーションはそれ自体、有害でも何でもありませんし、逆に、人間の成長にとって、ある程度のフラストレーションは不可欠です。もし仮に乳児が空腹を感じる前に母親が絶えずミルクを飲ませ、子どもが這っていこうとするのを可哀そうだといって常に抱いていれば、フラストレーションは避けることができるかもしれませんが、子どもの成長は期待できません。フラストレーションを経験することによって、自分の欲しいものを頭の中で描いたり、何とか手に入れようとする知的・合理的な適応力を精神分析では「エゴ（自我：ego）」とよんでいます。

　さて、乳幼児期をどう扱い、どう育てるかということが、子どものその後の性格に色々と影響を与えることは誰でも考えつくことです。例えば、乳幼児期に十分な食物を与えられなかったとか、与え方が悪かったりすると、大きくなっても食物や自分の健康について異常なまでの関心、不安をもつといわれています。そのため、過食をするとか、家族に過度に甘えたり、要求が多すぎたり、絶えず家族や周囲の人の注意を自分に引き付け、健康や色々なことについて「大丈夫、大丈夫」と絶えず言ってもらえないと気が済まないとか、嫉妬深い性格ができ上がったりすることがあります。また逆に、あまりに沢山食べ物を与え過ぎたり、子どもが泣いたからといって泣く本当の理由はおかまいなしに食物を与えたりすると、子どもは「食べる」ことに対して嫌気を起こしたり、怒ったりして拒食を呈したり、逆に、食べることはこの世で一番楽しいこと、素晴らしいこと、両親に愛してもらうには絶好の方法だといった考え方を身につけ、過食するようになったりします。

　また、過保護の子ども達は依存的になり、自分では自分のことをせずにしてもらおうとするという問題が起こりかねません。「来学期は一生懸命にやるよ」、「明日は仕事を見つけに行くよ」と言いながら少しも努力しない人、絶えず実行を先延ばしする人は、自分の将来を本当に心配しているのとは全く食い違った行動を取っているのであり、その原因はあたかも「あなたは何もしなくても、お母さんが全部してあげる」と甘やかされた結果だと H.B.イングリッシュは言っています。

　このように、周囲に対して依存的になるかどうかは、精神分析の言葉でいえば、生後1年位の間の「口唇期」に形成されると考えられています。

　同じようなことは大人にも見られることで、何か面白くないことがあるとヤケ酒を飲んだり、過食をしたり、衝動買いをしたりして某かの満足を得ることがあります。あるいは、親や兄弟、友人に色々なことをねだったり要求する人、一人でいては寂しいと言って他人に長々と喋ったりするのも、心理的には幼児の依存性と同じダイナミックスであるといえます。他人にとって迷惑千万なこうした傾向も、本人にとっては何にもまさる愛情的な突っかえ棒であり、心理的な松葉杖であるといえます。

## 2.乳幼児期の諸問題

　乳幼児期では、エスの快楽原理を実行しようとするがゆえに、絶えずフラストレーションに陥ります。しかし、フラストレーションを軽減させようとする努力が発達・成長につながり、より大きな満足をもたらす生活技術や知識になるのです。ただ、そのフラストレーションが乳幼児にとってある程度耐え得る程度のものでなければ、進歩・成長どころか全然前に進むことができなくなってしまいま

す。しかし、それでも母親が自分のことを本当に愛してくれていると乳幼児が実感することができれば、ときに叱られたり、躾をされるといった厭なこと、ストレスフルなことがあっても、母親を喜ばせるために自分の欲しいものを多少とも諦めるようになります。つまり、意図的にフラストレーションを下げようとするのです。

　しかし、例えば、母親が抑うつ状態に陥ったり、精神疾患等を発症した場合のように、子どもをこころから愛することができない状態に母親がいるとすれば、母親を喜ばせる代わりに、何もせず、無感情の状態に陥るか、逆に困らせるようなことをするのです。関わりのない、あるいは乏しい期間の長短に関わらず、事情のわからない幼児は、両親が自分を愛していないために「捨てられた」と取りがちです。そして、たとえ祖母や叔母にかわいがられても、何か寂しい、物足りないといった気持ちを味わってしまうのです。その結果、心理的に不安と動揺の傷痕を残す場合が少なくなく、このような経験により幼児は自信をなくしたり、ひいては自己概念を傷付けることになることがあります。つまり、こうした心理的な外傷体験が多かったり深かったりする子どもは、自分の生活に「楽しいものだが、たまには、いやなことがある」といったポジティブな考え方を持つことができず、「自分にばかり、なぜいやなことが起こるんだろうか」、「生きていても楽しいことなんてない」といった不快感と苦しみを味わっている自分しか経験することができません。そのため、そうしたネガティブな思い出や気持ちを抑えるのに自分の持っている心理的エネルギーを大量につぎこまなくてはならなくなります。

　このような子どもは、ちょっとしたことでも不安を感じたり、知らない場所や新しい食べ物を嫌ったりします。こうした不安にさいなまれている子どもの問題は3種類に分けられると考えます。

・よく泣く、ひざを抱えてうずくまったり体を動かす、不眠、嘔吐、下痢といった不安症状
・拒食反応や慢性的な嘔吐といった食事にまつわる問題
・非常に反抗的・拒絶的なネガティビズムをおこし、自分の排泄物のみに関心を抱くといった病的な傾向

　しかし、もちろん母親の愛情にも限度があること、また、現実の生活にあっては母親としてはどうすることもできない突発の出来事がいっぱいありますが、子どもの成長に伴い、親の方でも少しは安心して少しずつ手を離していくことになります。問題は、幼児にとって大きな障害となるような出来事に対して、そのつど、周囲がどのように対処するかだといえるでしょう。

## 3.理性・知性・適応力の発達
### ●幼児の自律性
　もし私たちが何でも思ったとおり、自分の欲望のままに生活するとすれば、周囲の人から叱られたり、色々な危険な目にさらされるのは当然です。例えば、ミルクが飲みたいからといって目についた白い液体を飲んでしまうととんでもないことになりますし、腹が減ったからと言ってお金も無いのに食堂に飛び込んで食べると無銭飲食をしてしまうことになります。

　衝動のかたまりのような幼児も、この世の現実とぶつかり、試行錯誤のなかから次第に適応力を備えていきます。これをフロイトは「自我」とよび、もっと一般的には知的能力とか理性とかとよんでいるものです。

　さて、1歳前後の幼児が経験する極めて大切なことは、自分と他者との区別、つまり自我の形成です。このことについてはとくに大小便の躾に問題が現れます。

　それまで自分の好き勝手に「おもらし」をしていた幼児も、1歳から2歳にかけて自分の肛門の括

約筋をある程度自分の思うように収縮できるようになると、がぜん周囲の目は「躾」に向けられるようになります。子どもにとっては、このことはまったくやりきれないことで、人生における最初の譲歩を余儀なくされ、自分のことに責任を初めてもつ経験となります。この頃のことを E.H.エリクソンは自律を習う期間、つまり「自律性 対 恥と疑惑」と名づけています。幼児にとって排泄を自分の思うとおりに行うということは、初めて勝ち取った独立と達成であり、素晴らしい進歩に違いないにも関わらず、それを他人の指示で行うことを求められるのです。しかし、あらゆる面で母親に頼らなくてはならない幼児は、母親の愛情と引き換えに、手に入れた「独立と達成」という宝物をやむなく手放さなければならないのです。まさに侮辱であり、屈辱なのです。これまでは、世話をしてもらうだけの極めて気楽な身分でしたが、親を喜ばせ、親の要求に応えるという完全に逆の役割を演じなくてはならないのですから、その苦しみや努力は大人が想像する以上のものです。しかも、風呂に入れ、歯を磨け、洋服をきちんと着ろ、玩具を片付けろ、行儀良くしろと、数限りない要求を周囲はしてきます。

　ただ、心身ともに未熟な幼児にとっては、親が当然と思う躾もまだ受け入れることもできない段階にあることが少なくありません。両親の過度の要求とか不必要に神経質な扱いに出会った場合には、子どものほうでも不安、敵意、怒りといった感情を抱くことになります。

## ●高度な能力や機能の発達

　1 歳から 3 歳位までは、一生のうちで一番早いスピードで物事を考える力や記憶力が身につく時期です。人間の偉大さである創意工夫をなすことの初芽がこの時期に見られます。自分の欲しい食物や玩具がなくても、その代わりになる物を見つけて何某かの満足を得ることを「転位」とよびます。

　このように、自分の置かれた状況を調べ、現実に即した方向へエネルギーをまわす、つまり「現実にうまく適応しながら、その人の衝動を最大限に満たす」のも自我の大切な働きです。

　1 歳から 2 歳の幼児は、排泄物を自分の体の一部と感じるのか、それとも大切に仕舞って置いたものと思うのか、大便を掴んだり、その手であちこちに触ったりして母親を驚かします。しかし、これは問題行動ではありませんので、大騒ぎしないで汚い手を洗い、汚した箇所をぬぐいさり、大便をさわらなくとも粘土、フィンガーペイント、砂遊び、水遊びのようにもっと良い遊び道具があること、その遊びの方がずっと良いのだと言い聞かせることによって、本能衝動を満たしながらも社会的に容認された遊びへと子どもを向けることができます。

　このように、自分の欲求や関心の対象を、社会的に受け入れ難いものから受け入れられるものへと変えることを「昇華」と呼んでいます。

　S.フロイトは、子どもがこうした排泄に非常な関心をもつ 1 歳から 2 歳までの時期を「肛門期(anal phase)」とよびました。この肛門期の躾があまりにも厳し過ぎると極度の潔癖症となり、少しの汚れでも気になって仕方がないとか、ほんの数分約束の時間に遅れただけでも異常なまでに強い自責の念を感じるといった神経症的な性格の人間ができあがるともいわれています。

## ●安定感と不安定感

　子どもに安定感を与えるためには、子どもの成長とこれまでに"学習"した内容に応じた扱いをすることが大切です。例えば、母親が帰って来ないと言って泣いている 2〜3 歳の子どもに「大丈夫、スーパーからすぐに帰ってくるよ」と言ってあげれば、しばらくは泣き止みます。しかし、過去において外出してもすぐに帰ってこなかったことが何度かあったことを学習していたとすれば、そのよう

な言葉は空手形となります。

　自分では何もできない時期の子どもにあっては、親との関係を通して与えられる愛から安定感を得ますので、前述のような経験をして育ってきた子どもは安定感に欠けがちであることはいうまでもありません。

　したがって、両親は、単によく世話をして、暖かく接するだけでなく、子どもが自らの力で何かをなし得る機会を提供することが大切です。子どもはそれを上手に行えたという経験を積み重ねることにより自信を獲得し、安定感を築きあげることになります。

　ただ、注意しなくてはならないのは、子どもが知的・身体的に十分な能力がないのにもかかわらず、周囲の者があまりに難しいことを要求するため、挫折感を抱き、自信を失い、自分に失望するということです。

　こうした場合、あまりに厳しい現実からの要求のために自我が萎縮してしまい、十分な機能を発揮し得ないためにいつまでも未熟でびくびくした、不安の多い子どもになってしまいます。したがって、親や周囲からの要求は、子どもの成長発達に応じたものであることが大切です。

### ●エネルギー効率

　子どもの自我を強めるもう一つの重要な鍵は、あまりに難しい課題（task）を一度にいくつも子どもに与えないこと、そして、学校の勉強と同じで、まずはやさしい基本的なことから次第に難しいことへとレベルアップさせてゆくことです。課題が難しくてこなすのに無理があるうえに複数の課題が与えられると過度なストレスとなり、そのストレス対処に過剰な心的エネルギーが消費されることなるため、本来の課題達成にエネルギーを使うことができなくなるのです。

### ●自我へのチャレンジ

　両親も不完全な人間であり、自分自身の問題を抱えており、それを何とか抑えようとしてずいぶん沢山の心理的エネルギーを使っています。そのため、親としても即時に応じることができない状況にあったりすると、「もうお兄ちゃんなんだから自分でやってごらん」とか、「がまんしなさい」と言って逃げることがあります。幸い、一度や二度叱られた、腹を立てられたからといって、すぐに子どもの自我が傷つくということはあり得ません。自我はもっと強いものです。

　もちろん、知的能力や身体的な障害のある子どもには十分な保護が必要ですが、自分なりに十分できるようになった後にまで保護を与え続けるとすれば、それは溺愛です。リードでつながれた犬は、リードの長さの範囲で自由に動き回ることができます。同様に、子どももその能力の範囲で自由に課題に立ち向かうことができるように、親として子どもに求めていることが子どもの能力に見合ったものかどうかの評価を適宜行うことにより、自我へのチャレンジを促進させることが大切です。

### ●良心の芽生えと超自我の形成

　子どもが成長して行くためには、両親の価値観や倫理観を自分のものとして「取り入れ」ていく必要があります。得てして親は勝手なもので、自分のできなかったことや願望を子どもに託したり、あるいは自分の経験した失敗を子どもにはさせたくないといった気持ちを持っています。そのため、子どもに「ああしろ」、「こうしろ」といった、自分の思いからくる要求を向けがちです。しかも、子どもは親のこの言行不一致を見抜くことができないため、親の言葉をそのまま信じて「取り入れ」ようとします。

　このようにして、子どもは親の言い付けに従うだけではなく、親の唱えるところを自分の善悪の基準にするのです。これがフロイトのいう「超自我」です。超自我はエスや自我と対立するように考えられますが、衝動を抑えるという点では自我とよく似た働きをしています。ただ、自我の抑制が衝動的な要求の一時的な延期であるのに対し、超自我はそれを永遠になくそうとする点で異なっています。

　そのようにして形成された超自我には、自分はこうあるべきだという"自己理想"と社会的規範から少しでも逸脱するような行動を取ってはいけないという"良心"が備わっているばかりでなく、その働きは大部分が無意識に行われ、しかも親から植え付けられた以上に厳しいものです。そのため、絶えず自分の行いや考えが不道徳なものにならないように見張ることに沢山のエネルギーを使い果たします。その結果、融通性がなく、絶えず"堅い"人間となってしまうのです。

| 罪 | 超自我の基準に合致しない行動 |
| 恥 | 他者・外界の基準に適応できるように作り上げつつある自己理想と相容れない行動や状態 |

　子どもが自己理想に近づいていくためには、繰り返し誉める、報酬を与えるといった強化子（reinforcer）を与え続けることが大切です。恥をかかなくて済むこと、それ自体も報酬なのです。

　その意味でも、目標は子どもだけが考えるのではなく、親から与えるのでもなく、親子がともに考え、最終的に子ども自身が自らの力で目標と達成に向けたステップを見出せるように支える関わりが必要です。

## ●同胞競争

　「親の愛情は無限であり、下の子が生まれたからといって上の子への愛情には変わりが無い」と言ったところで、上の子からすれば、現実には親の関心と愛情が半減してしまったと感じざるを得ません。

　親は確かに上の子も愛しているのですが、その表現の仕方が必ずしも子どもが求めている時間、場所、形態で示してもらえないと、不満が生じます。いくら父母が公平にすべての子どもを同じように愛していても、例えば、新生児はどうしても母親の時間を兄姉から奪ってしまうため、「おもしろくない」といった気持ちに浸るのも当然です。外から帰っておやつをねだったり、母親に甘えたいと思っているのに「今、ミルクを飲ませているところだから、ちょっと待ってなさい」と言われれば腹も立ちますし、失望もします。羨むばかりでなく怒りすら感じるのも無理はありません。その結果、下の子に敵意をぶつけて叩いたり、からかったり、意地悪をしたりします。下の子に敵意をぶつけなくても、学校や公園で小さな子どもをいじめるといった一種の"転位"現象が起こることはよく知られていることです。

　あるいは、自分がいつまでも「赤ちゃん」であるかのように振る舞い、弟や妹を嫉妬する代わりに親に甘え、赤ちゃんと同じように扱ってもらおうとしたり、また、偏食を始めたり、なかなかご飯を食べなかったりして親を困らせたり、幼児語、指しゃぶり、夜尿症などの"退行"現象を示したりします。

　エディパス期（3〜6歳位）の子どもにとって、下の子はあくまでライバル以外の何者でもないのであり、親がある程度、上の子の嫉妬や怒りの感情を受け入れてくれるとき、子どもたちは次第に適応へと向かうのです。

　しかし、実際には年上の子どもは「お兄ちゃんだから」、「お姉ちゃんだから」といって自分の権利すら放棄させられます。さらには弟妹の面倒を見させられ、一緒に遊んでやれと言われます。このため、子ども達は自分の弟や妹と遊ぶよりも他所の子どもとのほうがうまくいくという場合が少なくあ

りません。長い目でみれば、家庭内で経験した愛と怒り、あるいは嫉妬心などを通じ、現実的な人間関係の把握ができる人間として成長するのであり、フラストレーションを通じて成長するのですから、あまり現実から隔離して温室内で育てては、かえってたくましさも適応力もなくなってしまうことになります。

　以上のことから、"一人っ子"は精神的に弱い、脆いという問題点を挙げられたりしますが、兄弟がいたらいたで色々な問題を抱えたりもしますので、あまり神経質にならなくてよいのではと思います。

## 4.エディパス葛藤とその解消

　3～6歳位の子どもの心理的特徴として、両親に対して特別な愛着を込めて見るようになり、男児は母親に、女児は父親に「恋愛」のような気持ちを抱くといわれます。これにより生じる葛藤を S.フロイトは「エディパス葛藤」（第9章 p116 参照）と言っています。

　「エディパス葛藤」というのは、エディプス王がテーベ国の王ライウスを殺し、その王妃ヨカーテスと結婚。やがて彼女が実母であるという真相を知り、自ら両目をえぐり抜いたというソフォクレスのギリシア神話にちなんでフロイトが作った言葉です。男の子が母親を愛情の対象にし、父親に対して母親を争うライバルとしてみなして敵意や嫉妬を持つようになるこころのメカニズムをいいます。

　ただ、実際には子どもは父親から母親を奪うことはできませんし、母親も当然子どもを夫と同等な"男"と見るわけではありませんので、子どもにとっては一時的に父親と争ったとしても、成長とともにその思いを抑圧せざるを得ないことになります。

　そのように抑圧する際に生じる母親に対する思いと、母親に対して距離を置かなければならないという現実をもたらす父親を憎む思いとの間に生じる"葛藤"をエディパス葛藤といいます。

　なお、厳密には女の子が父親に愛着して母親を憎悪する「エレクトラ葛藤」と区別することもありますが、一般的には「エディパス葛藤」という用語でひとまとめにしています。いずれの葛藤にも陰・陽性があり、これまで述べたのは陽性であるのに対し、陰性の場合は男の子が父親に愛着して母親を憎み、女の子が母親に愛着して父親を憎みます。

　また、陽性の場合は、正常な幼児の発達過程で経験されるものであって、男の子はこの後、父親に対する敵意の抑圧を経て父と同一化を行い、男性化の道を進んで行きます。陰性の場合で、例えば男の子が女性性（feminity）に向かう強い本能素質をもっている場合は、母親を愛して父親と競争することから父親に去勢されるのではないかという去勢不安に脅かされることになり、自ら進んで父親への敵意や男らしさを放棄します。さらには母親と同一化することで父親に愛されようとし、結果、男性性は失われて同性愛傾向が強まってくる、といわれています。

　もっとも、多くの子どもはこの「初恋」の思い出を諦めきれず、成人すれば父親や母親のような恋人・配偶者を見つけようと考えます。そのためには同性の親のようになるのが一番の近道だと考え、同性の親との同一化が始まるのです。このことを「エディパス葛藤の解消」とよびます。

　このように同一化が望ましい形で行われるためには、基本的に親子間に暖かい関係が存在すること、その前提として両親がともに精神的安定性をもち、夫婦間に愛情と信頼に基づいた関係が存在することが必要です。

　もしエディパス葛藤が解消できない場合、子どもが心理的にいつまでも異性の親にしがみつくといった現象が現れます。

　人間の成長・独立の過程からみると、子どもが異性の親に愛着をもち、その後、自らその結び付き

を切り離すというのは極めて重要な経験となります。しかし、このような経験を持つことができなければ、後々の男女関係において、双方にとって成長・成熟をもたらすような関係を作り上げることができず、さまざまなジレンマを招く結果がもたらされます。

　ちなみに、異性の親に対する近親相姦的な感情は、合理的・理性的な自我にとっては受け入れ難いものであり、このような心的内容は大抵の場合、本人すら気づかない間に無意識の中に押し込められます。このため、エディパス期のような感情はほとんど記憶していません。

　このように、心的内容を無意識の中に押さえ付けておき、本人でさえも気がつかないようにする働きを"抑圧"といいます。

## ［潜伏期：6歳頃～思春期（青年前期）に入るまで］

　フロイトは、子どもがエディパス葛藤を解消するにしたがって、しだいに異性の親に対して抱いていた憧れや愛着が薄くなり、「性的」な感情や衝動が表面に現れなくなると考えました。しかし、潜伏期といっても性的な関心（幼児性欲）や行動が完全になくなってしまったのではなく、関心の主たる対象が同性の仲間になり、それぞれ男らしい遊びや女らしい遊びをすることにより「男」になり「女」になっていきます。

　この年頃の子どもにとっては、現実の世界で生きて行くことが最大の関心事です。この時期の遊びの特色は、対人関係の発達だけでなく、空想と現実との混ぜ合わせだといえます。そして、友情とか社交とかといった人間関係が重要な意味を持つようになり、あまり自己主張をして嫌われたり、のけ者にされるよりは、必ずしも自分の思いどおりのことでなくとも仲間に入れてもらい、友人と一緒に活動し、皆から好かれるということが大きな報酬となります。

　そこでの仲間関係は、他者との同一化、他者への一致を基盤として生まれて来たものであり、仲間同士で使う言葉を覚え、行動をとっていかなくてはグループの中に入れてもらえません。仲間独特の言葉や行動をとるということは、両親からの独立・解放を意味するものであり、遊び仲間に守られて父母の権威に挑戦しているといえます。そのため、両親をはじめとする周囲の人は、辛抱が必要です。例えば、家庭ではワガママで手がつけられないような子どもが、学校では「よい子」になっていることがあります。長時間椅子に座り、授業を受け、指示やルールに従わされ、運動場を走り回って疲れ果てて帰って来たような子どもにとっては、自分の家で誰にもわずらわされることなく一服したいというのが本音です。帰宅後に退行的になるのは、当然のことではないでしょうか。

　しかし子どもは、家庭でも常に強制と処罰にさらされています。また、この時期の子どもにとっては"負け"や"過ち"を素直に受け入れることはできるものでは決してなく、ときにはごまかしたり嘘をついたりしますが、親が潔癖過ぎてそのような言動をした子どもを叱り、挙句の果てには、汚いことをする子どもだとレッテルを貼ってしまうということが、往々にしてあるのではないでしょうか？　このようなラベリングをされることは、とくに自我の発達が未成熟な段階にある子どもにとって、非常に辛いことです。

　親はといえば、「今日は仕事で疲れたから、駄目だ」といえば事足りますし、母親はインスタント食品やレトルト食品を使えば何とかその場をゴマカすことができます。しかし、子どもには逃げ場がありませんし、父母の圧力を上手に切り抜けるズルさを身につけてもいないのです。子どもからすれば、大人は家の中ではあまりにも特権をもち過ぎています。食事のときに子どもがテレビに熱中して食事が進まないと、見るのをやめて早く食事を済ませろと言うのに、父親が新聞を読みながら食事を

していても、また、お酒を飲みながらダラダラと時間をかけて食事をしていても、父親は何ら文句を言われません。約束事は必要ですが、親の要求することは何でも実行するようにと求めることは強要であって、子どもにとっての成長につながりません。双方の話し合いで譲歩しあうという関係作りをし始めなければならない段階に入ってきている、という認識が必要です。

　子どもが自ら行った選択に対し、自ら責任を負っていくことを経験させることは大切です。当然、親自身も自分の未成熟さを素直に認め、自分の誤りに気づいたときには潔く認めることが求められます。子どもは、もともと親がどれほど弱くとも、力と知恵をもった偉大な存在であると感じているのですから、親が情緒的に安定さえしていれば、子どもに対して100％の要求をせずに譲歩したとしても、決して子どもは親をさげすむようなことはしないはずです。しかし、変に親としての権威を笠に着たり、いつまでも親の考える方向にしか進ませない、つまり可能性を与え、子ども自らが最も良いと思うものを選ぶことができる選択肢を提示することをしない関係を続けていると、親子関係は歪なものとなってくるのです。

　さて、子どもにとって入学は、「より大きな集団の中で、より多くの仲間と一緒に遊び、勉強するといった新しいステップを経験することを楽しみにする機会であり、成長のための大きなステップ」です。このような機会と新しい経験をもとに子どもは新しい状況を受け入れ、辛抱し、新しい知識と技術を学び、現実へと適応することができるようになり、それが自信へとつながっていきます。

　ただ、一人で行動することは非常に大きな不安を伴うものであり、急に放ったらかしにされたり、非常に大きな失望を経験してしまった後にそのフォローがなされないことが重なると自信を取り戻すことができず、新しい環境に適応できなくなってしまいます。「現実は必ずしも自分の思うようにならない」ということを経験させていくことにより、自分の夢を現実的に修正し、「大人」になっていくように導いて行くことが大切です。

## ［思春期（青年前期）］

　潜伏期終期頃から、子どもは集団の中で自信と誇りを持ち始め、集団に溶け込むことに非常な喜びを感じるようになります。

　ただ、この時期の少年や少女にとってはあくまで現在が現実の中心です。翌日、起きれないから早く寝るようにと命じる親と、テレビを終わりまで見ようとする子どもとの間で絶えず意見の食い違いや価値観の相違が表面化します。

　また、この時期は一人前になりたいという希望と、現実には、まだまだ年長者に伍して行けないという悩みや焦りがあります。

## ［青年後期］

### 1.独立と依存

　この時期の若者にとって、自分の気持ちを素直に表現することは極めて難しいことで、言行一致どころか、多くの場合、言うこととやることが全く正反対です。今まで育ててくれた両親に対して反抗的・批判的になり、母親の言動・行動のみならず、容姿容貌までが気にいらないといった態度に出るかと思えば、父母に勝る人はこの世に存在しないといった尊敬と思慕の念を抱くようになります。

### 2.愛と憎しみ

　C.トールがこの時期のことを「矛盾の束」と呼んだように、この時期の子どもは、一方で自由と独

立を求め、親に反発し、抵抗を示したかと思えば、極めて依存的・退行的になります。また、異性に対する態度も一貫性がなく、ある特定の異性に夢中になって、他のあらゆることを忘れ去ってしまったかと思うと、突然手の平を返したように異性のことを忘れて同性の仲間と遊び回ったり、スポーツに熱中したりします。恋愛対象も模範生や優等生を好きになったかと思うと、親が許さないような不良じみた異性を好きになったりして、親をハラハラさせたりします。

　感情的にも愛と憎しみといった両価的（ambivalent）な感情が同時に高まり、あるときには愛したかと思うと、次の瞬間には憎しみに変わって愛情が別の対象に向けられるとか、昨日まで「無二の親友」として交わっていたのに、今日はそうした信頼や密接な関係を負担に感じ、自分を束縛し、不当な要求を押しつけてくる「うるさい奴」と腹をたて、絶交するということが見られます。

## 3.古い自我からの解放

　思春期から青年期にかけて起こる葛藤の一つは、長い間の自分の言動の基準であり、善悪の判断基準となっていた両親と決別することですが、それは容易なことではありません。このため、無理にこれまで大切に従って来た父母の教えや道徳、しきたりなどを軽蔑したり、無視しようとします。そして、自分の「成長」を誇示するために、これまで自分のこころの支えになり、誰よりも自分を導いてくれた両親の権威を否定し、反抗するのです。

　とくに、大人として自然である異性に対して性的な関心を覚え、欲望を抱くことができるようになるためには、幼児期に築き上げられた融通のきかない極端な超自我から解放されなければなりません。古い超自我に支配されている限り、デートすることはおろか、異性に話しかけたり一緒に遊んだりすることすらできなくなってしまいます。とはいえ、自我がしっかりしていなければ、超自我の解放により噴出した性的エネルギーのコントロールが効かず、性的加害行為を行ってしまうことにもなりかねないので、厄介です。

## 4.自己の発見

　急速な自らの内的・外的変化を周囲の人がどのように受け取るか、自分がどんな人間に映るかという点が気になりだし、自分に対する自己評価と他者評価を比べ、気にし始めます。そこでの不安を打ち消すため奇抜な行動に出たり、スポーツや音楽などの活動によって一時的に注目を得ようとしたりする結果、仮の同一性を示したり、あるいはグループの中に自己を埋没させることにより、完全に同一性を失ったと思うほどに強い同一化をグループに対して起こしたりします。

## 5.社会的な側面

　米国の文化人類学者のR.ベネディクトはその著「菊と刀」の中で欧米と日本を比較し、欧米の文化を「罪の文化」、日本の文化を「恥の文化」という言葉で説明しています。彼女によれば、欧米人の親は人間の罪、子どもの罪の意識に訴えるが、日本の親は「そんなことをしていれば、お隣の花子ちゃんに笑われる」とか、「そんなことをすればみんなに嫌われる」と他人の目を気にして、他人の目を良心の形成の中核として取り上げています。

　こうした躾を受けた日本人は、他者にどのように思われるかということが極めて重要なことであり、「顔に泥を塗られた」とか、「僕だけ出席しないのは義理が悪い」といった価値観が、思考と言動を支配します。

　もちろん、この他にも、最近は少し薄れたとはいえ、男尊女卑の考え方が根強くあり、男の子は男

らしく、女の子は女らしいことが強調されます。

　日本的特徴のもう一つは、伝統的な「家」中心の考え方です。そのため、育児の経験がない親にとって第一子は喜びと同時に大きな不安の原因なのです。

　たいていの親は、初めのうち、子どもがちょっと泣いてはオドオドし、ちょっと熱が出ると大騒ぎします。また、上の子に対しては、何かにつけて「お兄ちゃんなのに」、「お姉ちゃんなのに」と叱ったり、譲歩や妥協することを要求したりします。そのため、ともすると長男・長女は「自分を抑える」、「控え目」、「親切」、「面倒なことを嫌う」といった性格となり、次男・次女は「快活」、「おしゃべり」、「甘えた」、「強情」、「嫉妬深い」といった傾向を示すといわれています。

# ［成人期］

## 1.人間の基本的欲求と職業

　A.H.マズローは、人の希望・目標として、次の8つの要求を挙げています。

①身体的要求

②安全に対する要求

③愛されたいとか誰かと親しくなりたいという要求

④誰かにとって自分が大切でありたい、尊重されたい、自負心をもちたい、独立したいという要求

⑤知りたいという要求

⑥理解したり意味づけを知りたいという要求

⑦美しさに対する要求

⑧自分の可能性を発揮させたいという要求

これらが十分に満たされないときには、さまざまな障害が起こると言っています。


## 2.職業への適応

　現代社会の職場は、近代化、オートメーション化、コンピューター管理化による弊害もありますが、職場不適応がクライエント自身の問題である場合が多いのです。

　職場不適応に陥る人は、

・友人と交わることができない、友人が作れない

・自分の欲求や衝動をコントロールすることができなくなるのではないかという不安と恐れを抱いている

・たくさんの人達から自分を認めてもらおうとする

・自分を特別扱いにして欲しがる

・自分の思いどおりにならないと気が済まない

・他人の立場や気持ちを全く理解しない

・自分のあるいは他者の怒り、嫉妬、不安、敵意を無闇にこわがる

といった傾向があります。

　職場で満足が得られるかどうかは、課題の達成感、存在を認めてもらっているという喜びなどの社会的・心理的なものを含んでいます。また、そのような満足を仕事に見出すことができるかどうかは、幼児期からどのような教育、躾、訓練を受け、どのように勉強やスポーツに取り組んできたか、さらには、子どもが頑張ったあらゆることに対してどのように評価され、誉めてもらったかということと密接に結び付いているといえます。

## 3.愛するということ

　愛するということ＝誰かに自分を捧げること。誰かを理解し、共感すること。

　"愛情をもらう"にもテクニックが必要であり、子どもの頃からの訓練・試行錯誤の結果、身についていくものです。子どもの頃から甘えることを全く許されなかったとすれば、甘える"術"を身につけることができていないことになります。この子ども時代の愛情の充足度は、青年期・成人期の恋愛や結婚生活にまで影響してきます。

## ■愛着形成

## 1.母子間の愛着（アタッチメント）の形成と展開

　赤ちゃんの社会的微笑は、母親との人間関係の始まりや社会性の萌芽を示唆しています。生後2～3ヵ月、社会的微笑が見られる時期になってくると、乳児は母親との間に愛着を形成し始めます。ちなみに、アタッチメント（愛着）という概念を考案したのは、英国の精神科医のJ.ボウルビーで、特定の相手（母親）との親密さを持つ情緒的な絆・つながりを意味します。

　赤ちゃんは生まれたときにはすでに、『将来の母子間のアタッチメント形成』に役立つ生得的な機能・反射、つまり、人の顔に対して『視覚的選好』を持ち、人間の声に対して『聴覚的選好』を持っているだけでなく、他人の顔の動きを真似する『新生児模倣』や他人に対して笑いかける『新生児微笑』といった特徴的な機能を備えています。

　生後3ヵ月頃になると、周囲で自分の面倒を見て優しく接してくれる母親・父親（養育者）に対して、とくに『選好的な注意・笑顔・反応』を見せるようになり、親もその乳児の選好的な態度・反応を喜んで、積極的な応答行動を返していくようになるのです。

　1歳の頃になると、飛躍的に『運動能力・移動能力』を発達させ始めますが、ハイハイをして立って歩き始めると、今までに見たことのない『新奇な他者・モノ・状況』に遭遇することになります。乳幼児は今まで体験したことのない新奇な相手や事象に向き合うことで、『興奮・喜び・面白さ（正の感情）』を感じたり、『不安・恐怖・孤独（負の感情）』を感じたりすることになりますが、母子間に愛着（アタッチメント）が形成されていれば、不安や恐怖を感じた乳幼児はお母さんを心理的活力の補給基地、言い換えると『安全基地』として活用することで、その不安な気持ちを和らげます。

　子どもと愛着関係にある母親（父親）は、新奇な状況やコミュニケーションで生じた不安や恐怖、孤独を癒してくれる安全基地として機能することになりますが、不安になったときに慰めてもらうことができる安全基地があることで、子どもはより積極的に外の世界に対する『探索行動』を行うことができるようになります。

　安全基地として機能する母親（父親）は、誤った行為（悪い行為）をした子ども叱ったり指導する役割も持っており、このような『探索行動の強化・社会規範の内面化』を通して、子どもは自律性・社会適応性（感情制御能力）を高めていくことになります。

　愛着の形成プロセスは『母子間の二者関係』から始まることが多いのですが、その後、子どもの人間関係や行動範囲が広がるにつれて『父親・祖父母・兄弟姉妹』へと愛着の対象は自然に増大していき、さらには『友達・仲間・異性・社会集団』などへと適応的な愛着（社会的関係性）が拡大していくことになります。

　安定した安心できる愛着を形成する意義は、発達早期の重要な心理的課題である『基本的信頼感の獲得』にありますが、積極的な探索行動ができる性格基盤（生活基盤）が培われることで、子どもの

147

人間関係が広がって現実社会に対する前向きな認知を持ちやすくなります。ただ、母親との間に愛着が形成されない『母性剥奪』や児童養護施設（乳児院）で発生しやすい『ホスピタリズム』による愛着形成障害が起こると、心身の発達・成長が阻害されたり、情緒不安定で生活環境への適応性が低下したりすることもあります。両親から愛情や保護、支援を与えてもらえないアダルト・チルドレンのような成育環境が持続すると、親しい友人関係を築けなくなったり、慢性的な抑うつ感・空虚感に襲われやすくなったり、学校の勉強や自分の進路選択に集中できなくなったりといった各種の問題が発生してくることもあります。

## 2.そもそも「愛着」って何？

　愛着とは、乳幼児の場合、特定の大人から継続的に愛され、大切にされることで深まる情緒的な絆のことをいいます。子どもがしっかりと特定の大人に愛着を感じることで、「人を愛する」、「人を思いやる」などの人間性の発達にも影響を与えるため、子どもの愛着を理解して応える必要があります。とくに、愛着が深まり、情緒が安定することで人への信頼感が育まれます。

　ボウルビィが提唱した「愛着理論」では、生後 6 ヵ月頃から 2 歳頃までの間、養育者に対して愛着を示すとされています。子どもは、生後半年位になると、自分の世話をしてくれる人を理解できるようになり、徐々に母親との愛着を深め、2 歳になると愛着形成がほぼ完成します。愛着形成の発達過程は、以下のようになっています。
　・愛着形成の準備段階（0～2、3 ヵ月頃）
　・愛着形成の段階（2、3～6 ヵ月頃）
　・他者を識別して『人見知り不安』が出始める愛着形成の段階（6 ヵ月頃～2 歳頃）

　愛着が形成されたかどうかは、6 ヵ月以降より始まる人見知り行動によって判断することができます。例えば、赤ちゃんは見慣れない人に抱かれると泣き続けます。泣き続けているとき、母親が抱くとピタリと泣きやみます。また、母親と遊んでいるとき、他の人が接近してくると、その人から目をそらしたり、母親から離されないようにしがみついて警戒します。とくに、おびえたり、体調が悪いときは、母親にしがみついて離れようとしません。

　このような人見知り行動をしたとき、母親が赤ちゃんの気持ちを察してしっかりと抱いて慰めると、赤ちゃんは母親の傍に居れば何があっても「常に自分を守ってくれる」という思いを増々深めていきます。こうして赤ちゃんにとって母親は「安心感のよりどころ」となっていきます。

## 3.愛着システムの 4 つのタイプ

　愛着行動は、子どもがストレスなどを感じたときに発動する「愛着システム」によって引き起こされます。愛着システムは、母親の対応に応じて、子ども一人ひとりが独自のシステムを身につけていきますが、次の 4 つのうち、どのタイプに当てはまるのかによって、正常に愛着が形成されているかどうかの判断の目安になります。

| | |
|---|---|
| 安定型 | その名のとおり、愛着システムが安定しているタイプ。母親から離されると不安になったり母親の姿を探したりしますが、母親が戻ってくると喜んで抱きつくなどの行動が見られます |
| 回避型 | ストレスや不安を感じても母親に愛着行動を起こさない、無反応のタイプ。母親から引き離されても泣かないのが特徴で、母親の愛情不足が原因で起こ |

| | ることがあります |
|---|---|
| アンビバレント型 | 愛着行動が過剰なタイプ。母親から引き離されて泣いても、戻って来ると母親を嫌がるのが特徴。構いすぎや放置など、親の行動に一貫性がなく、安心感が持てないことが原因で起こります |
| 混乱型 | 母親から引き離された後で混乱するタイプ。母親が戻ってきたとき、親に抱きついてもすぐに離れるなど矛盾した行動を見せるのが特徴。子どもへの接し方に問題がある可能性があります |

## 4.愛着形成された子とされていない子の違いは？

　子どもとの愛着形成は、その後の子どもの人間性や社会性へ大きな影響を与えることがあります。幼児期に、両親からたっぷり愛情を受けることで、子どものこころの成長につながるのです。とくに、愛着形成がしっかりできた子どもは、次のような特徴が見られます。

### ◎愛着が形成されている子どもの特徴

- ・情緒が安定している
- ・他者の気持ちが理解できる
- ・周りへの信頼感が芽生える
- ・自信をもって行動できる

　親と子どもとの間の愛着が深まることは、子どもの社会性の基礎となる「自己有用感」の獲得につながります。子どもが「自分には守ってもらうだけの価値がある」と感じることが、自分は人の役に立つことができる存在だという揺るぎない自信へとつながるのです。

### ◎愛着が形成されない子どもの特徴

- ・自分に自信がもてない
- ・周りを信頼できない
- ・無気力になってしまう
- ・イライラしやすい

　親との愛着がうまく築けないと、「自分は守ってもらうほどの価値がない人間だ」と否定的に考えるため、その結果、周りの人を信頼できなくなってしまいます。さらに、そして愛着形成がうまくできないと「愛着障害」という症状となって現れることもあります。

## 5.愛着障害とは

### ◎精神的な不安定

　子どもは、常に自分を守ってくれる人の存在を感じられることで安心感を得ますが、自分を守ってくれる安全基地の存在を感じることができません。

### ◎社会性が獲得できない

　愛着形成による母と子の信頼関係が構築されないため、人に対する信頼を持つことができず、他者と信頼関係を築くことができません。

### ◎コミュニケーション能力の欠如

　自分の気持ちを効果的に相手に伝えようとあれこれ工夫をすることができない、工夫しても母親に十分に伝わらないことから、コミュニケーション能力は育ちません。

### ◎積極性が身につかない

　子どもの愛着形成に必要な安全基地がないため、子どもは、今までと違う世界に積極的に踏み出すことができません。また、チャレンジすることもないため、ストレス耐性も身につきません。

## 6.愛着形成は親子の共同作業です

　愛着形成は、単に子どもが母親に甘えるということではなく、母親と子どもの間で愛着を深めることによって初めて信頼関係が確立されて、愛着形成は完了するといえます。そのため、どちらか一方が愛着を見せるだけではなく、子どもが起こす愛着行動に対して、母親が上手に応えてあげることが重要になります。

　愛着を形成し、人見知りが出た子どもは、母親を「安心感の拠り所」として行動範囲を広げていきます。すなわち、「ハイハイ」などの身体的な発達に合わせて探索行動が始まります。

　また、子どもは特定の人（主に母親）との信頼関係ができると、徐々に他の人を不安なく受け入れることができるようになり、色々な人との接近・接触を求め始めます。子どもが選んだ特定の人（主に母親）との「愛着」は、その後も日々強くなり、永続的なものとなります。愛着が形成されることは、子どものこころの発達が順調であることの証しです。

　ただ、すべての子どもが順調に愛着を形成するわけではなく、愛着が形成されにくい子どもがいます。こうした子どもは「アイ・コンタクト」の成立がしっかりとできません。また、泣き続けるためその泣く理由がわからない子どもや泣かないためにその欲求がわからない子ども、さらには、人をひきつける微笑をしないで、一人笑いをする子どもは、大人とのふれあいがどうしても少なくなりがちです。遊んでほしいというサインが乏しい子どもを、おとなしくて「良い子」だと思ってしまい、一人で過ごさせることが多くなります。

　このように順調な発達をしない子どもは、大人との情緒的なふれあいや相互作用が十分になされないため、結果的に愛着形成が難しくなり、人見知りも出ません。人見知りをしない子どもは「安心感のよりどころ」がないため、やがて一緒にいる大人と関係なく行動するようになります。

　したがって、人見知りをしないということは情緒が未発達であることの証ですので、新生児期にさかのぼって取り組むことが大切です。

## ■配偶者の選択と適応

　結婚に至る、あるいは結婚生活を続けて行くためには配偶者との「相補性」と「類似性」の二本柱が必要です。

| 相互補足性 | 夫婦の心理的欲求は、お互いに自分に欠けているもの（自分一人で果たせない役割や要素）を相手に求めることが、結婚に到る主要な動機といえます |
|---|---|
| 類似性 | 相手のもつ、自分にない要素は新鮮で魅力的ですが、大きすぎる相違は二人の関係の溝となり得ます |

　つまり、ある程度"似た者同志"であることも大切な要素で、ある目的を達成するためにお互いに補い合う、つまり、双方に共通する接点がなければ、相互補足性は成り立ちません。

　例えば、性格、知的能力、価値観、趣味などで共通項が多いほど相互補足性は促進されます。


◎健康な結婚の条件（F.L.フェルドマン）

　・現実的な目標をはっきりともち、柔軟性と安定性を保ちつつ、お互いが共有している

　・情緒的、社会的、性的、経済的、親的な各役割の両立性

　・喧嘩や対立があっても、非合理的な欲求からではなく、現実的な差異から起こっている

　・目標達成のための喜び、責任、権威などの分有

　・差異が成長への刺激として受け入れられている

・最も根本的なことは「忍耐性」

## ◎夫婦関係のタイプ（F.L.フェルドマン）

| 相互依存型 | 相補的であり、相手から幼児的満足を得たいという依存欲求が基礎になっているタイプ。相手が自分から離れて独立したり、差異があることを許さないため、個人の成長の余地がない |
|---|---|
| 親子結婚型 | 救済や保護の欲求を根拠としているタイプ。子ども時代には情緒的に遺棄されたと感じている者が、同じ体験をもつ配偶者と結婚する。出生や子どもの成長により夫婦の不安が高まると関係が揺らぎ、子どもを生け贄（例えば放置）にすることで夫婦の精神的均衡を保つ |
| 投射的同一化型 | 自分が個人として達成できなかった願望、理想、希望を相手に投射しようとするタイプ。相手のようになりたいが、なれないというアンビバレンスが強くなり過ぎると、結婚は破綻する |
| 距離ある結婚型 | 知的、社会的関心や身体的、性的なつながりのみで成立しており、情緒的には距離が空いているタイプ。家庭外のことに関心を向けることによってお互いに自分自身の道を見つけることに同意しあっており、子どもが独立した時点で結婚解消となることが多い |
| 未熟な結婚型 | 特殊な相互の欲求に基づいているタイプ。例えば、亡くなった親の代わりやギャンブルを通して得た相手との結び付き |
| 支配と服従型 | ［支配したい vs 服従したい］というお互いの欲求を満たすことができる配偶者を見出すタイプ。お互いに不平は言っても、破綻することは稀 |
| 共生型 | 夫婦のお互いが完全に似ており、お互いや子どもに自分との差異の存在を許せないタイプ |

## ■終わりに

　この10章では、パーソナリティの発達を概観してきました。パーソナリティ（personality）の語源はラテン語の persona（ペルソナ）で "仮面" を意味している言葉です。つまり、パーソナリティは、人生の轍を作り上げるそれぞれの発達段階で出会う人たち、最初は母親、父親、それから本人を取り巻く同年配の人たち、年上の人たち（先輩、先生、近所の大人）、恋人などとの関りを通して作り上げられる "仮面" なのです。その人たちから嫌われないようにするために、その人たちの価値観や行動様式、思考パターンなどを取り込む必要があり身につけた "仮面" がパーソナリティなのです。人生の流れの中で出会う（遭遇する）集団、社会の中で生き残るために、やむなく身につけた "仮面" そのものがパーソナリティなのです。さまざまな集団や社会に所属することになりますので、さまざまな "仮面" を身につけることになります。しかし、一人として同じ集団や社会のダイナミクスに飲み込まれることはありませんので、一人ひとりのパーソナリティは異なることになります。

　"仮面" を身につけることで、今、生きることができているのですが、"アイデンティティ" が確立されていけばいくほど、身につけている "仮面" や身につけることを求められる "仮面" に対して拒否反応を示すようになります。もちろん拒否反応には強・弱があり、強い拒否反応が生じれば生じるほど、生きづらさを感じ、こころの痛みも感じやすくなります。

　拒否反応の強弱は、決して善悪でとらえるものではなく、あくまで「自分」をとらえ、どう生きていくのが生きやすいのかという個々の価値観によるものなので、他者がそのことをどうこう評価・批

判するべきものではありません。

　しかし、その結果、こころの痛みを抱え、生きづらくなるのであれば、"自分"を損なうことになります。

　幸か不幸か、人は、"社会"とのつながりを絶っては、成長はおろか、生きていくことが非常に難しい"生きもの"ですので、人とのつながりを保つためには"人"とのつながりを通してパーソナリティの新たな一面を作り上げていかざるを得ません。

　どのような人とつながりを持とうとも、一人ひとりが"ありのままの自分で良いのだ"という自己肯定感を持つことができるつながりであれば言うことはないのですが、現実的にはなかなか難しいことです。結果的に、自分を損なう、傷つけてしまうつながりの中に身を置かざるを得なくなり、こころの痛みを抱えることになったりしてしまうのです。

　幸い、人は、それぞれに自己修復能力（自然治癒力）を持ち合わせていますので、"自分"の存在や価値観などを尊重してくれる新たな出会いや寄り添いを得ることができれば、こころの痛みから立ち直ることが可能となるはずです。そのためには、寄り添う人が「自己肯定感を高めるために"個別化"して関わること」、「ひたすら寄り添うという覚悟を持つこと」の２点が最も重要なポイントであることを十分に認識して関わる必要があります。

# ■ 参考文献

1  M.F.ヴァーガス（石丸正訳）：非言語コミュニケーション、新潮選書、1987

2  E.H.エリクソン（小此木啓吾編訳）：自我同一性：アイデンティティとライフサイクル、誠信書房、1974

3  M.エンデ（大島かおり訳）：モモ、岩波書店、1976

4  Evans,D.R.et al: Essential Interviewing : A Programmed approach to effective communication Brooks & Cole pub, 1979

5  岡田尊司：愛着障害の克服、光文社新書、2018

6  岡村重夫、黒川昭登：家族福祉論、ミネルヴァ書房、1974

7  小此木啓吾：こころの進化、CBS・ソニー出版、1982

8  小此木啓吾、岩崎徹也、橋本雅雄、皆川邦直編：精神分析セミナーII：精神分析の治療機序、岩崎学術出版社、1986

9  小此木啓吾、岩崎徹也、橋本雅雄、皆川邦直編：精神分析セミナーV：発達とライフサイクルの観点、岩崎学術出版社、1986

10  小此木啓吾編：新・医療心理学（からだの科学増刊号）、日本評論社、1989

11  小此木啓吾：母親に語る「しつけ」の精神分析、金子書房、2001

12  尾崎 新：ケースワークの臨床技法、誠信書房、2004

13  尾崎 新：対人援助の技法、誠信書房、2004

14  河合隼雄：カウンセリングの実際問題、誠心書房、1973

15  河合隼雄：カウンセリングと人間性、創元社、1975

16  河合隼雄：カウンセリングを語る（上）（下）、創元社、1985

17  吉川 眞：こころの痛みへの気づき、プリメド社、2008

18  Cournoyer,B.R.: The Social Work Skills Workbook 4th ed, Thomson Brooks /Cole, 2005

19  黒川昭登：家族福祉の理論と方法、誠信書房、1986

20  Cormier,S.and Cormier,B.: Interviewing strategies for helpers: Fundamental skills and cognitive behavioral interventions, 4th.ed, Brooks/Cole Publishing Company, 1998

21  佐川奈津子：おにいちゃんが病気になったその日から、小学館、2001

22  鈴木秀子：愛と癒しのコミュニオン、文春新書、1999

23  武田 建：カウンセリングの理論と方法、理想社、1966

24  武田 建：保育・保健・福祉のための人格発達論、ナカニシヤ出版、1972

25  武田 建：カウンセリングの進め方、誠信書房、1996

26  鑢幹八郎、名島潤慈編著：心理臨床家の手引き、誠信書房、1991

27  土居健郎：精神分析と精神病理　第2版、医学書院、1970

28  土居健郎：精神療法と精神分析、金子書房、1974

29  中島義明他著：心理学辞典、有斐閣、2001

30  中根千枝：タテ社会の人間関係、講談社現代新書、1971

31  中根千枝：適応の条件、講談社現代新書、1973

32  Knapp,M.L.: Essentials of nonverbal communication, Holt Rinehart & Winston, 1980

33  野村雅一：身ぶりとしぐさの人類学、中公新書、1996

34  A.バートン（馬場禮子訳）：フロイト、ユング、ロジャース、岩崎学術出版社、1985

35  D.C.バーンランド（西山千・佐野雅子訳）：日本人の表現構造－公的自己と私的自己・アメリカ人との比較、

サイマル出版会、1979

36 F.P.バイステック（田代不二夫・村越秀男訳）：ケースワークの原則、誠信書房、1972

37 F.P.バイステック（尾崎新・福田俊子・原田和幸訳）：ケースワークの原則（新訳版）、誠信書房、1999

38 J.ファスト（石川弘義訳）：ボディ・ランゲージ、三笠書房、1988

39 A.フロイト（外林大作訳）：自我と防衛、誠信書房、1985

40 C.ブレナー（山根常男訳）：精神分析の理論、誠信書房、1980

41 Hepworth,D.H.& Larsen, S.A., Rooney RH: Direct Social Work Practice: Theory & Practice, 8th.ed, Brooks &Cole Pub, 2002

42 R.ベネディクト（長谷川松治訳）：菊と刀：日本文化の型、社会思想社、1972

43 L.ベラック（小此木啓吾訳）：山アラシのジレンマ、ダイヤモンド現代選書、1982

44 J.ボウルヴィー（黒田実郎他訳）：母子関係の理論（I）（II）（III）、岩崎学術出版社、1985

45 牧康夫：フロイトの方法、岩波新書、1979

46 宮城音弥：精神分析入門、岩波新書、1972

47 C.メニンガー（小此木啓吾、岩崎徹他訳）：精神分析技法論、岩崎学術出版社、1972

48 Rogers,C.R: Client-centered Therapy: Its Current Practice, Implications, and Theory, Houghston Mifflin, 1951

49 Rothman,J.C.: The Self- Awareness for Social Workers, Allyn & Bacon, 1999

50 渡部律子：高齢者援助における相談面接の理論と実際、医歯薬出版、2000

# あとがき

　本書は、東日本大震災の折に支援活動を行う目的で立ち上げました「Heartfelt Project」が前身で、その後、吉川が主宰して随時開催するに至っています「ハートフェルト（Heartfelt）研究会」のメンバーの協力を得てでき上がりました。

　研究会メンバーには、執筆者以外に山本（旧姓：隠岐）望（地域包括支援センターはつかいち）、佐々木雄治（特別養護老人ホーム陽光の家）、岡本愛美（安田病院）、岩村将大（大阪赤十字病院）、山﨑（旧姓：原）久美子（済生会呉病院）、下梶竜也（特別養護老人ホームライトハウス朱雀）、山寺憂生（介護老人保健施設新田塚ハイツ）などがおり、いずれも社会福祉士としてそれぞれの臨床の場にあってクライエント（家族も含め）に最善の利益を提供すべく頑張っています。

　執筆者であるメンバーも日々の多忙な業務や育児の中、時間の許す限り本書の完成に向けて取り組んではくれましたが、本書の内容に関しては全面的に編著者に責任があります。もし、内容や文章などに誤りがありましたら、編著者が甘んじてお叱りを受けたいと思います。

　なお、研究会メンバーの総力を挙げて、近々、本書に続いて「スキル編」を出す予定にしています。その狙いは、コミュニケーションテクニックの修得と言った次元の低いレベルではなく、スーパービジョンを受けながらスキル（技能）を身につけること、つまり、個々のクライエントが有しているさまざまな要素（家族関係、性格、生育・生活歴、価値観、環境など）に応じてコミュニケーションテクニックを自在に操ることができる"力"（スキル、技能）を身につけることにあります。是非、本書とセットでご一読願えれば幸いです。

　最後になりますが、本書を刊行するに際しては、プリメド社をはじめ様々な方に多大なお世話になりました。お礼を申し上げます。

編著者

## ■ 執筆者

吉川　眞　　広島国際大学名誉教授、同客員教授（編著者）
　　　　　　　　　　（1章、8章、9章担当）
平岡（旧姓：山本）あずさ　元兵庫医科大学病院 MSW 、社会福祉士
　　　　　　　　　　（2章、7章担当）
中村尚紀　　富山福祉短期大学専任講師、社会福祉士
　　　　　　　　　　（3章、4章、6章担当）
大島（旧姓：毛利）春江　諏訪赤十字病院 MSW、社会福祉士
　　　　　　　　　　（5章担当）
道上（旧姓：古川）恵美子　安佐市民病院 MSW、社会福祉士
　　　　　　　　　　（10章担当）

# こころの痛みに寄り添うコミュニケーション
## エッセンス 編

2023 年 9 月 20 日　初版　第 1 刷　発行

定価：本体 2,100 円＋税

●

編著者
吉川　眞

●

発行所
株式会社プリメド社
〒532-0003 大阪市淀川区宮原 4-4-63
新大阪千代田ビル別館
tel=06-6393-7727
http://www.primed.co.jp/
振替 00920-8-74509

ISBN978-4-938866-73-0

# Memo